AF557908

Dr. Günter Harnisch

Heilströmen: Fit mit der Energie unserer Hände

Einfache Hilfe zur Selbsthilfe

Hinweis:
Dieses Buch dient der Information über Gesundheitsvorsorge und Anwendungen überlieferter Volksheilmethoden. Die darin vorgestellten Empfehlungen des Autors haben sich in der Praxis als wirksam, sicher und hilfreich erwiesen. Wer sie umsetzt, tut das in eigener Verantwortung. Die Informationen und Empfehlungen in diesem Buch sind nicht als Ersatz für professionelle medizinische oder naturheilkundliche Hilfe bei gesundheitlichen Problemen zu verstehen.

4521 Schiedlberg/Austria, Waidern 42
E-Mail: verlag@bacopa.at, office@bacopa.at
www.bacopa.at

Printed in the European Union

ISBN: 978-3-902735-90-4
1. Auflage, 2017

Bildquellen: Seite 15 John Barlow, Seite 57 Fotolia, BillionPhotos.com, 62 Fotolia, Antonioguillem, alle restlichen: BACOPA Verlag. Seite 78 und Umschlag hinten: Fotostudio Heller, Telgte

Dr. Günter Harnisch

Heilströmen: Fit mit der Energie unserer Hände

Einfache Hilfe zur Selbsthilfe

BACOPA VERLAG

Inhaltsverzeichnis

Vorwort

«In der einen Hälfte des Lebens opfern wir unsere Gesundheit, um Geld zu erwerben; in der anderen Hälfte opfern wir Geld, um die Gesundheit wiederzuerlangen.»

Voltaire, französischer Philosoph und Spötter, (1694–1778)

Gerade das Heilströmen eignet sich wie kaum eine andere Volksheilmethode, um daraus für sich selbst ein tägliches Fitnessprogramm für Körper, Geist und Seele zu entwickeln. Viel spricht dafür, wieder stärker und vor allem rechtzeitig auf wirksame gesundheitserhaltende Maßnahmen zu setzen anstatt abzuwarten, bis wir krank sind. Vorbeugen ist allemal besser als Heilen.

Viel Zeit braucht man für das Heilströmen nicht aufzuwenden. 15–20 Minuten am Tag genügen schon, um spürbare Erfolge zu erreichen. Heilströmen, speziell die Fingerübungen, kann man selbst unterwegs in Bus oder Bahn, als Beifahrer im Auto, auf dem Weg zur Arbeit oder während eines Meetings anwenden.

Für andere Ström-Anwendungen sucht man sich selbst aus, wie sie sich am besten in den Tagesplan einfügen lassen: Ob morgens im Bett oder abends vor dem Einschlafen, in der Mittagspause oder zu Hause beim Fernsehen – alles ist möglich! Man braucht nur die bequemste Art und Weise auszuprobieren, bei der es gelingt, eine bestimmte Körperhaltung entspannt einige Minuten lang einzunehmen.

Seit mehr als dreißig Jahren befasse ich mich inzwischen mit der Traditionellen Chinesischen Medizin (TCM), mit Akupunktur und etlichen verwandten Heilmethoden. Auf dabei gewonnene wertvolle Erfahrungen konnte ich bei der Arbeit mit dem Heilströmen zurückgreifen. In dem von mir vor rund 20 Jahren ins Leben gerufenen *Arbeitskreis: Gesund leben* hat sich eine Gruppe ehrenamtlich tätiger Mitglieder zusammengefunden mit dem Ziel, das Heilströmen zu testen und zu erproben. Ihnen allen gilt mein besonders herzlicher Dank. Ihre Ergebnisse sind, besonders bei den Anwendungsbeispielen, mit in dieses Buch eingeflossen.

Dieses Buch ist vor allem als Einstieg in die Lebenskunst des Heilströmens gedacht. Deshalb finden Sie darin eine Auswahl an einfachen Übungen, die sich besonders leicht und ohne «akrobatische» Körperbeherrschung selbst anwenden lassen. Die Übungen entfalten dennoch ihre volle Wirkung und eignen sich gut auch für alte oder in ihrer Bewegungsfähigkeit eingeschränkte Menschen.

Wenn Sie das hier dargestellte Grundprogramm an Übungen beherrschen und dann das Bedürfnis spüren, vertiefende Anwendungen kennen zu lernen, so finden Sie am Schluss des Buches Hinweise auf geeignete Literatur. Heilströmen ist eine Kunst ohne Ende, die sich immer weiter führen und ständig verändern lässt. Dieses Buch zeigt Ihnen, wenn Sie wollen, einen allerersten Anfang auf Ihrem persönlichen Weg zu mehr Lebensenergie!

Viel Freude und guten Gesundheitserfolg wünscht Ihnen

Ihr *Dr. Günter Harnisch*
Warendorf / Wangerooge, im Frühling 2017

Heilströmen: Eine uralte Volksheilmethode für Menschen von heute

Heilströmen ist eine ganz und gar ungewöhnliche Volksheilmethode. Das Besondere an ihr: Man braucht niemanden, der einen behandelt. Man hilft sich einfach selbst. Weder Heiler noch Arzneien oder irgendwelche technischen Hilfsmittel sind dazu notwendig. Die eigenen Hände genügen.

Wer will, kann aber auch andere mit am Heilströmen teilnehmen lassen: Partner, Freunde oder sogar professionelle Helfer. Wenn die eigenen Kinder krank sind, hilft ihnen Heilströmen neben seiner eigentlichen Wirkung allein schon, weil sie auf diese Weise die ruhige Zuwendung ihrer Eltern spüren. In Zeiten, in denen selten jemand Zeit hat, oft nicht einmal mehr zum Kranksein, ist das schon eine ganze Menge.

Ganzheitliche Heilmethode – leicht zu erlernen

Heilströmen ist kein neuer Wellnesstrend, sondern eine natürliche Heilmethode, die den Menschen als Ganzes betrachtet, ihn nicht auf seine Krankheitssymptome reduziert, sondern ihn mit allen seinen täglichen Freuden, Leiden, Sorgen und Ängsten ernst nimmt. Das Strömen tut dem ganzen Menschen gut, es hat keine Nebenwirkungen und kostet nicht einmal Geld, sondern nur täglich ein paar Minuten Zeit. Dazu lässt sich die Methode einfach erlernen und ohne Therapeuten anwenden. Im Grunde geht es dabei um das uralte Wissen über die Heilkraft der Hände und die Selbstheilungskraft des Körpers. Vor allem aber geht es darum, den eigenen Körper besser kennen und verstehen zu lernen.

Die Heilströmlehre nimmt an, dass Krankheiten durch blockierte Energie entstehen. Über bestimmte Energiepunkte lassen sich krank machende Blockaden lösen. So kann die Lebensenergie wieder fließen. Die Energiepunkte werden dabei nicht mit Nadeln gestochen, auch nicht massiert oder gedrückt, sondern nur leicht mit den Fingern berührt. Zum Heilströmen brauchen Sie daher nichts weiter als Ihre Hände und die Anleitungen aus diesem Buch. Dass in Ihrem Leben Veränderungen auftreten, werden Sie schon sehr bald bemerken, nicht nur durch das Nachlassen allerlei gesundheitlicher Beschwerden, sondern weil mehr

Ausgeglichenheit, Lebensfreude und Glücksgefühle in Ihr Leben treten.

Die Methode ist einfach zu lernen. Die einzige Schwierigkeit besteht allenfalls darin, dass man die Verantwortung für die eigene Gesundheit nicht länger beim Arzt abgeben kann, so wie man sein defektes Auto in der Reparaturwerkstatt abliefert. Gefragt ist die eigene Verantwortung. Doch wer sich auf diesen Weg begibt, lebt selbstverantwortlicher, bewusster, unabhängiger, eben menschenwürdiger.

Heilströmen hat sich bei den unterschiedlichsten chronischen und akuten Krankheiten des Körpers wie der Seele hervorragend bewährt. Die Methode findet vor allem dort Anklang, wo es darum geht, die körpereigene Abwehrkraft gegen Krankheiten zu stärken und mehr von dieser lebendigen Lebenskraft zu spüren, die uns jeden Tag aufs Neue Freude am Leben schenkt und uns lachen lässt, selbst wenn die Welt um uns trübe aussieht. Diese Lebenskraft *Chi* oder *Ki, Od, Prana, Odem* oder wie immer man sie nennen will, gibt uns den nötigen Schwung, mit dem wir alle unsere Vorhaben entspannt angehen und zum Erfolg bringen können.

Lebenskunst und Zuwendung zugleich

Experten betrachten das Heilströmen vielfach als eine Lebenskunst. Wir selbst sind dabei die Künstler. Wir gestalten diese Methode, die nicht aus vorgefertigten Regeln besteht, sondern Raum lässt, selbst auszuprobieren, was uns gut tut. Sie nimmt uns mit auf einen Weg, der uns, wenn wir wollen, durch unser ganzes Leben führt.

Heilströmen ist zugleich eine Form von Zuwendung. Dabei findet ein Geben und Nehmen statt. Und wie in der Liebe bekommt der Gebende mehr zurück als er selbst gibt. Die vorhandene Kraft verbraucht sich nicht. Sie nimmt eher zu und gewinnt dabei an Qualität.

Als Einstieg wählen Sie am besten aus dem Angebot an Übungen, die Sie in diesem Buch finden, das aus, was Ihnen zusagt. Probieren Sie, was Ihnen gut tut. Verändern Sie, variieren Sie, wo Ihnen dies richtig erscheint. Das Buch bietet Ihnen eine Auswahl an wirksamen, einfachen Übungen, die sich für den Anfang am besten eignen. Einen Anspruch auf Vollständigkeit erhebt es nicht. Niemand auf der ganzen Welt kann von sich sagen, dass er das Heilströmen vollständig beherrscht. Heilströmen ist keine in sich abgeschlossene Methode, sondern ein Auf-dem-Weg-Sein, bei dem keiner jemals von sich selbst behaupten kann, er sei am Ziel angekommen. Der Weg ist, wie so oft, das Ziel.

Eine oft unbewusst genutzte Hilfe

Heilströmen kennt im Grunde jeder. Die meisten haben diese Methode selbst bereits angewandt, wenn sie instinktiv ihre Hand auf eine schmerzende Stelle ihres Körpers gelegt haben. Marktfrauen benutzen sie unbewusst, indem sie ihre Hände auf die Hüften legen. Das stärkt den Rücken. Wenn kleine Kinder den Daumen in den Mund stecken oder die Mutter ihnen bei Kopfschmerzen die Hand auf die Stirn oder bei Magenbeschwerden auf den Bauch legt, so ist das im Grunde nichts anderes als Heilströmen. Nur kann man mit dieser Methode eben auch ganz gezielt die eigene Körperenergie beeinflussen und so die Selbstheilungskräfte stärken.

Woher das Heilströmen stammt

Das Wissen um die Heilkraft der Hände ist Jahrtausende alt und in vielen alten Kulturen genutzt worden. Vollkommen verschiedene Heilmethoden haben sich daraus vor allem in den Ländern des Fernen Ostens entwickelt. Teilweise sind sie zwischenzeitlich beinahe in Vergessenheit geraten. Dass das Heilströmen trotz seiner erfolgreichen Tradition zu Beginn des 20. Jahrhunderts wiederentdeckt und weiterentwickelt wurde, ist in erster Linie dem Japaner Jiro Murai zu verdanken.

Begründer des modernen Heilströmens

Jiro Murai kam 1886 in dem japanischen Ort Taishoji-Mura zur Welt. Er stammt aus einer wohlhabenden, angesehenen Ärztefamilie. Auch sein Vater war Arzt. Sein älterer Bruder setzte die Familientradition fort und studierte Medizin. Jiro entschied sich, Seidenraupenzüchter zu werden. Als junger Mann führte er ein wildes Leben. Er veranstaltete mit seinen

Freunden Wetten, wer am meisten essen und trinken konnte, und war stolz darauf, wenn er diese Wetten gewann. Mit 26 Jahren erkrankte er so schwer, dass die Ärzte ihm nicht helfen konnten und ihn schließlich als unheilbar aufgaben.

Jiro bat darum, ihn auf eine einsame Berghütte zu tragen, die seiner Familie gehörte. Er wollte dort acht Tage allein gelassen werden, um sich mit seinem bevorstehenden Tod auseinanderzusetzen. In dieser Zeit fastete und meditierte er und wendete immer wieder bestimmte Fingerpositionen an, die ihm als Mudras, als spezielle Gebetshaltungen, von den alten Kultstatuen seines Landes her bekannt waren. Die Wirkung dieser Übungen war erstaunlich: Er verlor zwischenzeitlich mehrfach das Bewusstsein. Eisige Kälte stieg in ihm auf, bis er am Ende eine unglaubliche Hitze in sich spürte. Danach, so berichtete Jiro Murai später, empfand er plötzlich tiefe innere Ruhe. Als seine Familie zu ihm in die Berghütte kam, war er gesund. Aufgrund dieser Erfahrung widmete er sein Leben dem Heilen.

Krankheit: Mangel an innerer Harmonie

Durch sein eigenes Leiden kam Jiro Murai zu der Erkenntnis, dass Krankheiten aus einen Mangel an innerer Harmonie entstehen. Er hatte ja gerade selbst eindrucksvoll erlebt, wie es möglich ist, allein durch die Kraft der eigenen Hände diese Harmonie wiederzugewinnen. Für ihn war diese Erfahrung Anlass, die Zusammenhänge um das Entstehen und Heilen von Krankheiten genauer zu erforschen. Er suchte nach den Ursachen, die den Energiefluss der Menschen stören, und forschte anhand überlieferter Literatur nach dem Wissen der alten Meister. Was er in den teils uralten Büchern der Weisheit fand, überprüfte Murai in der Praxis. Er ging zu den Armen und Obdachlosen in Tokio und behandelte deren Krankheiten – offensichtlich mit großem Erfolg. Selbst der japanische Kaiser ließ sich von ihm behandeln. Als Dank erlaubte er Murai, die kaiserliche Bibliothek zu benutzen. In dieser «Schatztruhe» voll altem Wissen fand sich das «Kojiki», das «Buch der alten Dinge». Was Jiro Murai darin an Wissen über die traditionelle Heilkunst las, überprüfte er im praktischen Umgang mit Kranken. Er reiste durch ganz

Japan, zeichnete die Ergebnisse seiner Studien in Tagebüchern exakt auf und wertete sie später aus.

Immer vollkommener entwickelte sich daraus seine Heilkunst. Später gab er ihr den Namen Jin Shin Jyutsu, was sich mit «Kunst des Schöpfers durch den mitfühlenden Menschen» übersetzen lässt.

Obwohl Jiro Murai selbst zeit seines Lebens niemals ins Ausland reiste, war es dennoch sein Wunsch, sein Wissen möglichst vielen Menschen überall in der Welt zugänglich zu machen. Als er bei einem seiner Vorträge die in Amerika aufgewachsene Japanerin Mary Burmeister kennenlernte, war ihm klar, dass sie die geeignete Botschafterin für seine Mission sein würde.

Erfolgreich rund um die Welt

Mary Mariko Iino, später unter ihrem Ehe-Namen als Mary Burmeister bekannt, kam 1918 als Tochter eines japanischen Diplomaten in Seattle im US-Staat Washington zur Welt. Nach dem Zweiten Weltkrieg ging sie nach Japan, um Diplomatie zu studieren. Außerdem gab sie dort Englisch-Unterricht für Japaner.

Eher zufällig ging sie eines Abends zu einem Vortrag, den Jiro Murai über die von ihm entwickelte Heilströmkunst hielt. Bei einer befreundeten Familie kamen sie näher ins Gespräch. Murai fragte sie, ob sie Interesse hätte, seine Heilkunst zu erlernen und nach Amerika zu bringen. Mary stimmte zu. Zwölf Jahre lang war sie seine Schülerin, bis zu Jiro Murais Tod. Zusammen mit ihrem Mann ging sie dann zurück in die USA. Erst Jahre später, nach ihrer Babypause, begann sie, das Erlernte weiterzugeben. Zunächst behandelte sie in ihrem Wohnzimmer Nachbarn, Kinder und Bekannte. Später eröffnete sie in Scottsdale, Arizona, eine Klinik, die bis heute ausschließlich mit Jin Shin Jyutsu® arbeitet. Mary Burmeister begann, Behandler auszubilden, hielt Vorträge und Seminare in Europa, reiste immer wieder auch nach Deutschland. So breitete sich das japanische Heilströmen bald erfolgreich in der westlichen Welt aus.

Eine in sich abgekapselte, fest umrissene und nur von ausgewählten «Gralshütern» weitergegebene Heilmethode wurde nie daraus. Schon

Murai selbst betonte, wie später übrigens auch Mary Burmeister, dass es sich bei Jin Shin Jyutsu® eher um eine Art Lebenskunst handelt, die je nach den persönlichen Bedürfnissen der Anwender zentriert, variiert und weiterentwickelt werden könne. Das Heilströmen selbst erfolgreich anwenden, ohne dabei Expertenhilfe in Anspruch nehmen zu müssen – dieses Ziel können Sie mit Hilfe dieses Buchs auf einfache Weise erreichen.

Früher praktizierte man Heilström-Übungen in den japanischen Großfamilien als Selbsthilfe. Das Wissen gab eine Generation mündlich an die nächste weiter. Doch am Ende geriet es irgendwann in Vergessenheit. Erst durch Jiro Murai und Mary Burmeister gelang es, das alte Wissen neu zu beleben und vom Fernen Osten zu uns in den Westen zu bringen.

Berühren ist Zuwendung

Durch das Berühren erhalten wir die in unserer Zeit mehr als je zuvor notwendige Chance, unsere Aufmerksamkeit nach innen zu lenken. Für einen Augenblick gelingt es so, die unruhige Welt um uns herum loszulassen, nach innen zu horchen und zu fühlen. Sich selbst strömen bedeutet, sich eine liebevolle Berührung zu schenken. Natürlich kann man solche Berührungen auch seiner Partnerin, dem Partner, den Kindern oder Freunden geben, bei Krankheit oder auch ohne sie. Berührung ist Zuwendung. Davon brauchen die meisten Menschen heute mehr, als sie selbst ahnen. Berührung erzeugt Bewusstheit und verändert sie zugleich. Wir fühlen uns – mit oder ohne Krankheit – angenommen, geborgen und gehalten. Das ist das wohl Entscheidendste am Heilströmen. Schon der große Arzt Paracelsus (1493–1541) wusste, dass Krankheit dort entsteht, wohin der Lebensgeist nicht kommen kann. Statt von Lebensgeist könnte man ebenso gut von Lebenskraft, Chi, Odem oder Atem sprechen.

Die Heilkraft der Hände

Dass von den Händen heilende Kraft ausgehen kann, ist seit Jahrtausenden bekannt. Vorgeschichtliche Felsmalereien im Osten Spaniens ebenso wie Darstellungen in ägyptischen Pharaonengräbern stellen Frauen dar, die Kranken ihre Hände auflegen. In der Bibel gibt es eine Reihe von Heilungsberichten, in den Jesus Kranke durch Handauflegen heilt.[1] Jiro Murai fand in den Archiven des japanischen Kaiserpalasts die ältesten schriftlichen Hinweise auf eine dem Heilströmen ähnliche Methode, die aus der Zeit um 700 nach Chr. stammen.

Unsere Hände sind weit mehr als nur Werkzeuge. Sie sind auch Spiegel der Seele: Empfinden wir Angst, so werden sie kalt und feucht. Fühlen wir uns nervös, so werden auch unsere Hände in ihren Bewegungen fahrig. Erschrecken wir heftig, so zittern uns die Hände. Sie verschaffen uns aber auch die Fähigkeit zu empfindsamer Berührung und Wahrnehmung. Über sie treten wir in Kontakt zu anderen Menschen. Babys beruhigen sich, wenn man sie sanft streichelt. Erwachsene finden Trost, wenn ihnen ein vertrauter Mensch seine Hand sanft auf die Schulter legt. Bei Schmerzen und Unpässlichkeiten setzen wir, oft unbewusst, die Heilkraft unserer eigenen Hände ein, indem wir sie zum Beispiel bei Kopfschmerzen auf die Stirn oder bei Bauchkrämpfen auf den Bauch legen. Offenbar steckt das intuitive Wissen um die Heilkraft der Hände tief in uns, denn wir platzieren, ohne erst lange nachdenken zu müssen, unsere Hände wie von selbst dort, wo ihre Energie gerade besonders nötig gebraucht wird.

Wissenschaftliche Fakten

Die Wirkung des Heilströmens lässt sich von zwei unterschiedlichen wissenschaftlichen Ansätzen her begründen, bei denen eine Kette von Entdeckungen auf vollkommen verschiedenen Gebieten sich wie ein Puzzle zusammenfügt.

Die erste Erklärungsmöglichkeit geht auf den sowjetischen Elektrotechnik-Ingenieur Semjon Davidowitsch Kirlian zurück. Er entdeckte 1937 durch Zufall eine Art Fotografie, die er zusammen mit seiner Ehefrau und dem Arzt Ruben Stepanow weiter erforschte. Inzwischen wird seine Methode vielfach in der Alternativmedizin zu diagnostischen Zwecken genutzt, um Rückschlüsse auf die Leitfähigkeit bestimmter Ener-

1 Z. B. Mk 1, 40 ff.

gieleitbahnen und auf vorhandene Blockaden zu ziehen. Fotografiert werden vorwiegend Hände (Fingerkuppen) und Füße (Zehen). Denn nach der Lehre der Traditionellen Chinesischen Medizin (TCM) beginnen und enden die Meridiane als Energieleitbahnen an den Fingerkuppen und Zehen.

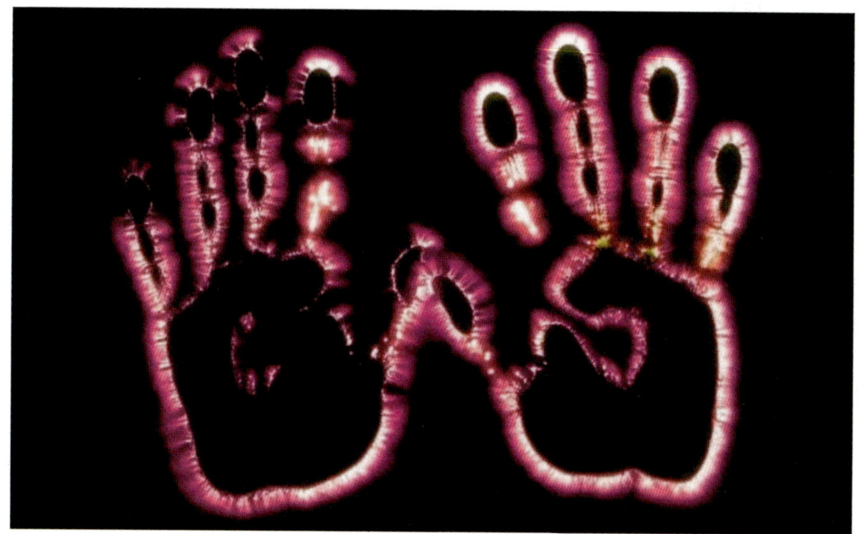

Kirlianaufnahme der Hände

Dem Biophysiker Professor Dr. Fritz Albert Popp und dem Ganzheitsmediziner Dr. Klaus-Peter Schlebusch gelang es, die heilsame Wirkung der Hände mit Hilfe einer Infrarotkamera darzustellen. 2004 konnten beide Wissenschaftler zum ersten Mal eine Akupunkturleitbahn sichtbar machen. Mit Hilfe von Infrarotaufnahmen zeigten sie den Verlauf des Blasenmeridians im Körper eines Menschen.[2] Bis dahin war die Existenz der Meridiane und Akupunkturpunkte von der westlichen Schulmedizin

2 K. P. Schlebusch, W. Maric-Öhler & F. A. Popp: Biophotonics in the Infrared Spectral Range Reveal Acupuncture Meridian Structure of the Body. In: The Journal of Alternative and Complementary Medicine, Volume 11, Nr. 1, 2005, pp. 171-173

zwar zunächst oft angezweifelt, doch später zunehmend stärker auch selbst erfolgreich genutzt worden.
Die zweite Begründung zur Wirkungsweise des Heilströmens lässt sich aus dem Werk Wilhelm Reichs (1897–1957) herleiten. Der aus Österreich stammende, in die USA emigrierte Psychoanalytiker fand heraus, dass psychische Konflikte häufig zu Verspannungen und Muskelpanzerungen auf der Körperebene führen. Gelingt es, diese Panzer durch spezielle Massagetechniken zu lösen, so löst sich damit zugleich der psychische Konflikt.[3] Ganz Ähnliches beobachtete man in der Bioenergetik und eben auch beim Heilströmen.

Unsere seelisch-geistigen Bedürfnisse sind uns in weiten Bereichen unseres Lebens nicht voll bewusst. Wir nehmen sie meist nicht so deutlich wahr wie körperliche Schmerzen und neigen daher eher dazu, sie zu verdrängen. So kommt es häufig zu seelischen Heilungserfahrungen erst, indem man sie als körperliche Krankheit erlebt. Die in Gestalt von körperlichen Krankheitssymptomen auftretenden Alarmsignale empfinden wir meist als dringlicher. Wenn sich seelischer Kummer als körperliche Krankheit äußert, verstehen wir die Botschaft oft besser und reagieren mit einem Kurswechsel in unserem Leben. In der Arbeit mit dem Heilströmen gelingt es, durch das Auflegen der Hände und durch das Halten der Finger auf rein körperlicher Ebene die Lebensenergie wieder zum Fließen zu bringen. Da diese Lebensenergie alle Ebenen unseres Wesens durchdringt, ist es möglich, auf diese Weise Körper, Geist und Seele zu harmonisieren. Im Grunde geschieht also genau das, was Wilhelm Reich und die Bioenergetiker auf anderen, doch vergleichbaren Wegen anstrebten. Nur wird dieses Ziel beim Heilströmen durch Selbsthilfe erreichbar.

Aus Amerika liegen inzwischen Forschungsergebnisse über die Wirksamkeit des Heilströmens bei Schmerzen der Wirbelsäule und des Bewegungsapparates, bei Magenbeschwerden, zur Gewichtsregulierung, zur Stabilisierung von Herzpatienten und bei einer Reihe weiterer Krankheiten vor. Bei der Tumornachbehandlung mit Röntgenstrahlen

---

3 Vgl. G. Harnisch, Orgonenergie: Geballte Lebenskraft. Die heilende Wirkung des Orgonstrahlers, Bietigheim 1993

konnte mit Hilfe des Heilströmens in zahlreichen Fällen das Absterben von Schleimhautgewebe (Nekrose) verhindert werden. An der Universitätsklinik Freiburg läuft derzeit die erste deutsche klinische Studie zur Wirkung des Heilströmens. Darin wird die Wirksamkeit der Heilström-Methode Jin Shin Jyutsu auf Schlaganfallpatienten getestet.[4]

Bereits im Jahr 2000 veröffentlichte der Arzt Christoph J. Roggendorf an der Universität Bonn eine Dissertation über Heilströmen im Vergleich mit Akupunktur.[5] Darin vergleicht er Jin Shin Jyutsu mit der östlichen Akupunkturlehre. Der Verfasser fand heraus, dass beide Methoden von einer gleichen Zahl von Energieleitbahnen ausgehen, deren Verlauf jedoch teilweise als voneinander abweichend beschrieben wird. Interessanterweise stimmen sämtliche Leitbahnen aber in ihren Anfangs- und Endpunkten völlig überein.[6]

Ganz allgemein sind als günstige Wirkungen des Heilströmens nachgewiesen:

- Stärkere Entspannung
- Nachlassen von Schmerzreaktionen
- Stärkung der körpereigenen Immunabwehr
- Steigerung der allgemeinen Vitalität
- Mehr Bewusstheit
- Bessere Wahrnehmungsfähigkeit
- Behebung von Schlafstörungen
- Besseres allgemeines Wohlbefinden[7]

---

4 Christoph Roggendorf: Jin Shin Jyutsu – Physio Philosophie www.jsj-lichtenstein.de/dr.-c-roggendorf/ Stand vom 20.11.2015

5 Akupunktur und Jin-Shin-Jyutsu – zwei fernöstliche Heilmethoden im literarischen Vergleich, vorgelegt von: Christoph J. Roggendorf, Hochschulschrift, Universität Bonn, Dissertation, 2000

6 vgl. dazu auch Nicola Kessler/Christiane Kührt: Jin Shin Jyutsu, Schnelle Selbsthilfe durch Heilströmen, München 2012, S.27

7 Christoph Roggendorf, a.a.O.

Anleitung zu glücklichem Leben

Ich verstehe unter Freude: Keine körperlichen Schmerzen leiden und in der Seele Frieden haben.

Epikur (341–271 v. Chr.), antiker Philosoph, der ohne persönlichen Besitz mit seinen Anhängern in einer Lebensgemeinschaft lebte. In seiner Lehre ging es um die Ökonomie des Wohlbefindens.

Gesund sein bedeutet weit mehr, als nur ohne Schmerzen leben. Gesundheit umfasst Körper, Geist und Seele. Dazu gehört auch die Fähigkeit, glücklich zu leben, was immer man unter Glück versteht. Ganz sicher zählt dazu: Lieben und geliebt werden, über sein Leben selbst bestimmen, ohne existentielle Sorgen gelassen und entspannt zu leben, selbst wenn etwas gerade nicht so gut läuft. Ein Recht auf Glück ist inzwischen selbst in den Verfassungen einiger Länder, z. B. in USA, Ecuador, Bolivien und dem Himalajastaat Bhutan, verankert. Glücksfähigkeit lässt sich durch geeignete Nahrung und Lebensweise fördern. Sie wird bereits als Schulfach gelehrt, und die moderne Glücksforschung arbeitet daran, die Bedingungen für ein glückliches Leben in Einzelheiten zu erforschen. Heilströmen gehört vorrangig zum Katalog der wirksamen Möglichkeiten für ein glückliches Leben, weil diese Heilmethode es schafft, uns ein Höchstmaß an Lebensenergie (wieder) voll zur Verfügung zu stellen. Hinzu kommt: Heilströmen ist jederzeit problemlos als Selbsthilfe einsetzbar, ohne Abhängigkeit von Experten zu schaffen, deren Hilfe natürlich willkommen und nutzbringend sein kann.

Eine Auswahl treffen

Der menschliche Körper ist ein sich selbst regulierendes und sich selbst heilendes System, das grundsätzlich danach strebt, Gesundheit aufrechtzuerhalten. Alles, was in einem Teil des Körpers geschieht, hat Auswirkungen auf den ganzen Organismus. Für die Anwendung des Heilströmens konkret bedeutet das: Um Gesundheitserfolge zu erzielen, müssen wir nicht sämtliche Meridiane und Energiepunkte unseres Körpers behandeln. Es genügt, eine Auswahl zu treffen. Jeder Teil steht für das Ganze (das Prinzip pars pro toto). Kein Mensch kennt sämtliche Geheimnisse der uralten Kunst des Heilströmens. Das ist auch nicht notwendig, da schon ein Eingreifen an bestimmten energetisch wichtigen Punkten den Energiefluss im ganzen Organismus wieder herstellen kann.

Das Buch, in dem Sie gerade lesen, kann nicht die gesamte Kunst des Heilströmens vollständig wiedergeben. Dazu wären mehrere dicke Bände notwendig. Die Übungen, welche Sie darin finden, genügen dennoch, um das Heilströmen wirksam anzuwenden, weil sie eine Auswahl treffen, mit der Sie selbst auf einfache Weise die Lebensenergie Ihres Körpers harmonisieren und Blockaden auflösen können. Das genügt. Jedenfalls für den Anfang. Wenn Sie später einmal das Bedürfnis haben, Ihre Kenntnisse zu erweitern, können Sie zu ausführlicheren Fachbüchern greifen. Im Anhang finden Sie eine Auswahl an Literatur.

Wichtig ist, dass Sie eine Auswahl an geeigneten Grundübungen treffen, die Sie über längere Zeit jeden Tag anwenden. Die Wirkung werden Sie sehr schnell spüren und sich dadurch zu weiterem Üben angespornt fühlen. Viel Zeit brauchen Sie nicht dafür. Eine Viertelstunde pro Tag bringt schon viel für Ihre Gesundheit; eine halbe Stunde noch mehr. Wichtig ist allein, den inneren Schweinehund zu überwinden!

Die schwerste sportliche Disziplin ist der Sprung
über den eigenen Schatten.

Gerhard Uhlenbruck, geboren 1929,
deutscher Neurobiologe und Aphorist

Heilströmen und seine Wirkung

Die meisten Menschen fühlen sich schon nach den ersten selbst angewandten Heilströmübungen entspannter. Sie spüren, wie verspannt ihr Körper infolge langfristiger Vernachlässigung ist. Erstverschlimmerungen, wie sie von homöopathischen Behandlungen und anderen Naturheilverfahren her bekannt sind, treten beim Heilströmen äußerst selten auf. Doch kann die Aktivierung der Selbstheilungskräfte beispielsweise eine in uns verborgene Erkältung auf dem Weg zur Heilung erst einmal akut werden lassen.

Je nach aktueller Tagesform fühlen wir uns nach dem Heilströmen manchmal erfrischt und putzmunter, mitunter aber auch wohlig müde. Wenn starre Muskelpanzer wieder energetisch versorgt werden, lösen sich darin eingelagerte Emotionen und dringen in unser Bewusstsein, ehe sie sich endgültig verabschieden. Es lohnt sich, sie noch einmal bewusst zu spüren, um sie dann für immer loszulassen.

Manchmal entgiftet der Körper zu Beginn der Heilströmbehandlungen stärker. Daher empfiehlt es sich, anfangs reichlich (täglich bis zu zwei Liter) Wasser oder Kräutertee zu trinken.

Heilströmen schützt nicht grundsätzlich vor Erkrankungen. Doch es verringert die Krankheitsanfälligkeit meist deutlich, und der Verlauf von Krankheiten wird leichter.

Mehr Fitness

Fließt die Lebensenergie erst einmal ungehindert, so können alle Körperzellen, auch die Nerven, Knochen und Gelenke, besser versorgt werden. Der Körper entgiftet wirksamer. Häufig verschwinden selbst chronische Schmerzen, der Stoffwechsel wird angeregt und die Organe werden in ihrer Funktion gestärkt. Der ganze Organismus gelangt in einen entspannteren Zustand. Vegetative und funktionelle Störungen gleichen sich aus. Die hormonelle Situation verändert sich insgesamt günstig. Kreislauf und Verdauung werden harmonisiert, die Abwehrkraft des Immunsystems verstärkt sich. Über mehr Fitness und körperliche Gesundheit wird vielfach berichtet. Das Heilströmen sorgt dafür, dass das «Zellgeflüster», die Kommunikation der einzelnen Organe und der Zellen des Körpers miteinander, wieder in Gang kommt. Bei Tumoren spricht man davon, dass diese Kommunikation verstummt ist, denn Geschwülste aus körperfremdem Gewebe führen offensichtlich ein von der lebenserhaltenden Grundordnung losgelöstes Eigenleben.

Alte Verhaltensmuster auflösen

Im seelischen Bereich hellt das Heilströmen meist die Stimmung auf. Mehr Selbsterkenntnis, eine bessere Einsicht in die Grundprobleme des eigenen Lebens entsteht. Das Selbstwertgefühl wird gestärkt. Oft lösen sich alte eingefahrene Verhaltensmuster auf. Der Blick auf persönliche Konfliktfelder verändert sich vielfach, ähnlich wie bei einer psychotherapeutischen Behandlung.

Von Sorge, Ängsten, Wut, Trauer und vergeblichem Bemühen bestimmte Einstellungen harmonisieren sich häufig. Ängste und depressive Verstimmungen lassen nach. Das Grundvertrauen in das Leben wächst. Glücksgefühle treten verstärkt auf. Die gesamte Persönlichkeitsaustrahlung verbessert sich im Allgemeinen und wirkt positiver.

Nachtträume verändern sich

Auf welchem Wege solche psychischen und geistigen Veränderungen geschehen, ist noch weitgehend ungeklärt. Unsere Nachtträume scheinen dabei eine wichtige Rolle zu spielen. Nachts im Schlaf, wenn wir von all den Außeneindrücken abgeschirmt sind, die tagsüber auf uns einstürmen, schaffen die Träume Ordnung und Klarheit in unserem Inneren. Eine Hauptrichtung der neurobiologischen Forschung geht davon aus, dass unser nächtliches Traumleben vor allem die Aufgabe hat, unser psychisches Gleichgewicht aufrechtzuerhalten und es wiederherzustellen, wenn wir psychisch aus dem Gleichgewicht geraten sind. Menschen, die mit dem Heilströmen gerade begonnen haben, berichten immer wieder von einer auffallend lebhaften Traumaktivität in den ersten Monaten nach Beginn ihrer Strömübungen. Aus der klassischen Homöopathie ist das plötzliche Auftreten ungewohnter Träume nach Einnahme eines hoch potenzierten Persönlichkeitsmittels übrigens ebenfalls bekannt. Offenbar werden Phasen der psychischen Umstrukturierung besonders häufig von ungewöhnlicher Traumtätigkeit begleitet. Vielfach berichten Betroffene, die Erfahrung im Umgang mit ihren Träumen haben, ihre Träume seien ihnen in der ersten Zeit nach Beginn des Heilströmens «irgendwie fremd und ungewohnt» erschienen, ganz anders als die von ihnen bislang erlebten Trauminhalte. Ein eindrucksvolles Beispiel dazu finden Sie im Kapitel «Heilungsberichte» auf Seite 66.

Impulse für die Persönlichkeitsentwicklung

Im Hinblick auf die geistige und spirituelle Entwicklung fällt häufig auf, dass sich negative Gedankenmuster unter dem Einfluss des Heilströmens auflösen. Krank machende, destruktive «Glaubenssätze», wie «ich bin ein Versager» oder «alles Unglück passiert ausgerechnet immer mir», verändern sich oftmals zum Positiven. Charaktereigenschaften entwickeln sich ebenfalls positiv. Heitere Gelassenheit entsteht. Experten ebenso wie eine ganze Reihe von Anwendern[8] berichten, dass Gelassenheit allgemein in Stresssituationen stärker gewahrt bleibt. Mehr geistige Klarheit scheint zu entstehen und mehr Leichtigkeit des Seins tritt offenbar ins Leben. Nach etlichen vorliegenden Berichten verändert sich mit neuen «Aha-Erlebnissen» auch das Neugierverhalten. Mehr spirituelle Einsichten werden gewonnen, und das Bewusstsein, die Fähigkeit im Augenblick zu leben, scheint sich zu verstärken. Das Heilströmen gibt offenbar wertvolle Impulse für die Entwicklung der eigenen Persönlichkeit.

Wie sich die Wirkung erklären lässt

In beinahe allen Kulturen existiert die Vorstellung von einer universellen Lebenskraft, welche in der gesamten Schöpfung vorhanden ist. Ganz gleich, ob man sie Prana, Chi, Ki oder Odem nennt – gemeint ist immer dieselbe pulsierende Kraft, die in allem Lebendigen spürbar ist, in den Menschen ebenso wie in Tieren und Pflanzen.

Jahrhundertelang bestand ein scheinbar unüberbrückbarer Streit zwischen den Anhängern der Lehre von der Lebenskraft und ihren Gegnern, die für ein mechanistisches Weltbild eintraten. Zu ihnen zählt vor allem der britische Physiker und Mathematiker Isaac Newton (1642–1726). In

---

8 Waltraud Riegger-Krause: Jin Shin Jyutsu. Die Kunst der Selbstheilung durch Auflagen der Hände, 2. Auflage, München 2014, S. 19 f. sowie die Heilungsbeispiele aus dem *Arbeitskreis: Gesund leben,* S. 51 ff. in diesem Buch

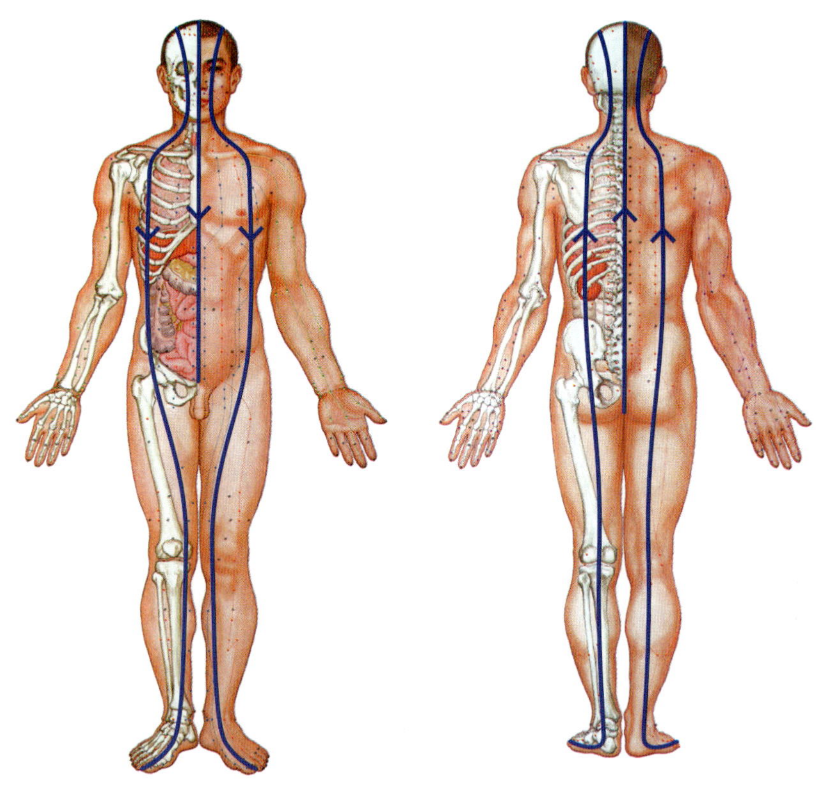

Energieleitbahnen: Über den Hauptzentralstrom und die beiden Betreuerströme fließt nach der Heilströmlehre Lebensenergie durch den Körper.

dem von ihm vertretenen Weltbild war kein Raum für Lebensatem vorgesehen. Doch inzwischen hat die moderne Naturwissenschaft erkannt, dass alle Materie letztlich Energie ist. Der Physiker und Nobelpreisträger Max Planck (1858–1947) kam nach der Erforschung des Atoms in einer berühmt gewordenen Rede zu dem Ergebnis: «Es gibt keine Materie an sich. Alle Materie entsteht und besteht nur durch eine Kraft, welche die Atomteilchen in Schwingung bringt und sie zum winzigsten Sonnensystem des Alls zusammenhält.» An anderer Stelle sagt er: «Materie an sich gibt es nicht, es gibt nur den lebenden, unsichtbaren, unsterblichen

Geist als Urgrund der Materie (...), den ich mich nicht scheue, Gott zu nennen.»[9]

Nach der Traditionellen Chinesischen Medizin, ebenso wie nach der Lehre vom japanischen Heilströmen, fließt die Lebensenergie in ganz bestimmten Leitbahnen durch unseren Körper. Solange sie ungehindert strömt, sind wir geistig, seelisch und körperlich gesund. Stress, unsere Denkweise und emotionale Haltung, lebensfeindliche Ernährungs- und Arbeitsgewohnheiten, Schocks, Verletzungen und erbliche Belastung können den Fluss der Lebensenergie beeinträchtigen. Als Folge entstehen Blockaden und Krankheiten.

«Der Westen kennt 10.000 Krankheiten und ihre Ursachen.
Der Osten nur eine: Blockade von Energie.» (Wissen aus Asien)

Wogegen hilft Heilströmen?

Körperliche und psychische Leiden

Heilströmen hilft grundsätzlich bei allen körperlichen und psychischen Leiden. Auf der Körperebene sind gute Erfolge zum Beispiel bei unterschiedlichen Magen-, Darm- oder Blasenbeschwerden sowie bei Allergien, Muskelverspannungen, Rückenschmerzen und Gelenkproblemen, vor allem mit den Knien, dokumentiert. Auf der psychischen Ebene liegen Erfolgsmeldungen über die Wirkung des Heilströmens besonders bei stressbedingten Erkrankungen, Ärger, Antriebslosigkeit, depressiven Verstimmungen, Ängsten, Konzentrationsstörungen, Schlafproblemen und überforderungsbedingten Leiden vor.

Chronische und akute Leiden

Hilfe durch Heilströmen ist grundsätzlich bei akuten ebenso wie bei chronischen Erkrankungen möglich. Bei chronischen Leiden kann die

---

9 Radionik Texte von Max Planck, http://www.shg-bergstrasse.de/html/Radionik2.html, Stand vom 02.03.2015

Behandlung länger dauern als bei akuten. Allgemein geltende, genaue Angaben über die notwendige Behandlungsdauer sind nicht möglich. Die Heilung hängt von zu vielen individuellen Faktoren und Unwägbarkeiten ab. Auch entwickelt der Körper eine eigene, oft nicht voraussehbare Reihenfolge des Heilungsgeschehens. So berichten Menschen, die sich wegen Kopfschmerzen mit Heilströmen behandelten, zunächst über eine Verbesserung ihrer Sehkraft, mit deren Nachlassen sie sich längst abgefunden hatten. Erst danach verschwanden die Kopfschmerzen. Bei anderen verbesserte sich die Hörfähigkeit, während sie sich mit Heilströmen gegen Nackenverspannungen behandelten.

Der Besuch beim Arzt

Ganz gleich, ob man unter einem neuralgischen Ziehen im Kopf oder einer handfesten Migräne leidet, oder ob uns nach einem Festessen Völlegefühl zu schaffen macht, eine Grippe uns umwirft, oder Muskelkater, eine Bänderzerrung, ein Meniskusschaden auftritt oder ein Bein gebrochen ist – ein Versuch mit Heilströmen lohnt sich allemal. Schaden können Sie damit auf keinen Fall anrichten, jedenfalls solange Sie diese bewährte Volksheilmethode nur unterstützend neben der ärztlichen Heilkunst einsetzen. Die ärztliche Untersuchung, Diagnose und Behandlung sollte durch das Heilströmen nicht ersetzt, sondern die Therapie unterstützt werden.

Neue Lebensenergie für Alte und Geschwächte

Heilströmen ist längst nicht nur bei bestehenden Erkrankungen einsetzbar, sondern seine Bedeutung liegt vor allem im Vorbeugen. Fit bleiben, sich auch noch als alter Mensch jung und leistungsfähig fühlen, ist ein vorrangiger Anwendungsbereich zur Selbsthilfe.

Alte Menschen blühen oftmals regelrecht wieder auf, wenn sie mit dem Strömen beginnen. Doch auch nach Phasen länger andauernder Erkrankungen, ebenso nach Operationen, führt regelmäßiges Strömen oftmals zu einem Schub an Lebensenergie, der die Phase der Erholung wesentlich kürzer und effektiver gestaltet – unabhängig vom Lebensalter.

Natürlich ist der Vorrat an Lebensenergie bei jedem Menschen individuell begrenzt. Daran ändert auch das Heilströmen nichts. Der Schöpfer dieser Methode, Jiro Murai, erreichte ein Lebensalter von 75 Jahren. Seine bekannteste Schülerin, Mary Burmeister, wurde 90 Jahre alt. Diese Zeitspanne konnten beide durch ein äußerst aktives, sinnerfülltes Leben bis ins hohe Alter voll ausschöpfen, ohne – wie heute in den westlichen Ländern weit verbreitet –, an Schläuche angeschlossen, in Krankenanstalten dahinzudämmern.

Heilströmen unterstützt alle medizinischen Maßnahmen, ganz gleich, ob es sich dabei um Bäder, Massagen, Physiotherapie, Osteotherapie, Psychotherapie oder um eine medikamentöse Behandlung, um einen chirurgischen Eingriff oder um Strahlentherapie handelt.

Die wichtigsten Heilström-Anwendungen für jeden Tag

Wie Sie Heilströmen am besten nutzen

Heilströmen ist eine Kunst des Mühelosen. Suchen Sie sich deshalb am besten Anwendungen heraus, die Sie leicht in Ihren Alltag einfügen können.

Heilströmen geschieht mit den eigenen Händen oder mit den Händen eines anderen Menschen. Es gibt mehrere verschiedene Anwendungsformen:

- **Das Fingerströmen.** Dabei hält man einzelne Finger. Das Fingerströmen ist eine wirksame Ganzheitsbehandlung. Über die Finger erreicht man praktisch sämtliche Organströme. Diese Methode ist leicht anwendbar, denn die eigenen Hände kann man beinahe zu jeder Zeit und an jedem Ort problemlos erreichen und leicht einsetzen. Strömt man einen Finger, so halten ihn alle Finger der anderen Hand sanft und umschließen ihn locker.
- **Das Strömen bestimmter Energiepunkte.** Bei dieser Methode hält man mit den Händen einzelne Energiepunkte, die auf bestimmten Stellen der Körperoberfläche liegen. Diese Form des Heilströmens

wirkt insgesamt gezielter und deshalb häufig auch intensiver, wenn es darum geht, gesundheitliche Beschwerden zu beheben.

- **Direkte Behandlung schmerzender Stellen.** Dabei liegt eine Hand direkt auf der «Dawos Stelle», da, wo es weh tut – so nennt man diese Stelle scherzhaft in Fachkreisen. Die andere Hand legt man direkt gegenüber auf die andere Seite des Körpers.
- **Der Atem.** Zu diesen drei Formen des Heilströmens mit den Händen kommt noch eine spezielle Atemübung hinzu. Sie kann man mühelos gleichzeitig während des Strömens mit den Händen einsetzen. Die Atemübung verstärkt die Wirkung des Heilströmens. Sie hat von ihrem meditativen Atemansatz her gewisse Ähnlichkeit mit der «Dr. Simonton-Methode», die aus den USA kommt und seit den 70er Jahren als wirkungsvolle ganzheitlich-visuelle Hilfe vor allem in der Krebstherapie bekannt wurde. In Deutschland hat sich vor allem Professor Dr. Dr. Walter Niesel (Universität Bochum) mit dieser die inneren Heilkräfte stärkenden Methode befasst. Sie wird inzwischen bei uns in vielen Reha-Kliniken so selbstverständlich angeboten wie Qi Gong und andere Selbsthilfemethoden.[10]

Heilströmen wirkt auch durch die Kleidung hindurch

Beim Heilströmen liegen die Finger nur leicht auf dem jeweiligen Energiepunkt. Im Gegensatz zur Akupressur und anderen manuellen Therapiemethoden wird beim Heilströmen nicht gedrückt und nicht massiert. Die Wirkung des Strömens tritt in vollem Umfang auch durch die Kleidung hindurch ein, ebenso durch Verbände oder Schienen. Anders als bei der Akupunktur ist es auch nicht nötig, einen Energiepunkt haargenau zu treffen, denn die Energiepunkte für das Heilströmen haben einen Durchmesser von etwa 7 cm. Mit der ganzen Handfläche erreicht man sie praktisch immer. Man kann sie also kaum verfehlen.

---

10 Mehr Informationen über meditative Atementspannung, die beim Heilströmen eine wichtige Rolle spielt, finden Sie im Kapitel «Gute Laune atmen» auf Seite 56.

Man kann nichts falsch machen

Die Heilströmexpertinnen Nicola Kessler und Christiane Kührt[11] geben eine Reihe von Empfehlungen, wie sich Heilströmen am besten selbst nutzen lässt: Falsch machen kann man beim Strömen nichts. Ganz gleich, welche Energiepunkte Sie ausgewählt haben, immer bringen Sie nur blockierte Energie zum Fließen. Richtig oder falsch gibt es da nicht. Sie müssen auch nicht darüber entscheiden, ob eine energetische Über- oder Unterversorgung vorliegt. Jede Anwendung wirkt in Richtung einer Harmonisierung des Energieflusses. Wenn Sie auf Ihren Körper hören, werden Sie bald spüren, wie er jeweils auf das Behandeln der einzelnen Energiepunkte reagiert.

Eine Viertelstunde pro Tag

Manchmal genügen schon drei Minuten, um den Energiefluss wieder in Gang zu bringen. Oft tritt bei akuten Störungen die gewünschte Heilwirkung nach etwa 20 Minuten ein. Bei länger bestehenden chronischen Gesundheitsstörungen sollte man mindestens ein paar Monate lang Geduld zum Üben aufbringen. In seltenen Fällen kann es sogar Jahre dauern, bis ein Leiden verschwindet. Wir brauchen eben mitunter eine ganze Menge Zeit, bis wir erkennen, was an unserem Denken oder an unserer Lebensführung veränderungsbedürftig ist. Noch mehr Zeit vergeht meist, bis wir die gewonnenen Einsichten in die Tat umsetzen.

Selbst Behandlungen, die eine Stunde oder noch länger dauern, können von Nutzen sein. Nur kann es dann eher geschehen, dass Sie aus Eifer die Lust am regelmäßigen Strömen verlieren. Deshalb folgender Tipp:

Strömen Sie so oft und so lange, wie dies Ihren persönlichen Bedürfnissen entspricht und sich gut in Ihren Tagesablauf einfügen lässt.

---

11 Kessler/Kührt, a. a. O., S. 33 f.

Probieren Sie aus, wann Sie Ihre bevorzugten Anwendungen am besten jeden Tag ausführen können: Morgens im Bett, um Kraft vor dem Aufstehen zu tanken, unterwegs im Bus oder in der Bahn auf dem Weg zur Arbeitsstelle, in Arbeitspausen, während langweiliger Endlos-Sitzungen, nach Feierabend beim Fernsehen oder abends im Bett zur Entspannung vor dem Einschlafen – alles ist möglich!

Das Strömen der Finger lässt sich einfach, unauffällig und praktisch an jedem Ort anwenden. Beim Strömen der einzelnen Energiepunkte gibt es bestimmte Haltungen, die sich besonders eignen, die jeweilige Übung möglichst bequem und entspannt durchführen zu können. Manche Übungen lassen sich am besten im Sitzen, im Liegen oder im Stehen durchführen. Die Abbildungen zu den einzelnen Anwendungen geben Ihnen hier konkrete Hilfen. Manchmal ist es am besten, selbst die günstigste Position herauszufinden, besonders bei Verletzungen oder durch Krankheit bzw. Alter bedingten Bewegungseinschränkungen.

Heilströmen lohnt sich nicht nur, wenn Sie unter Beschwerden leiden, sondern vor allem, um gesund zu bleiben. Drei Minuten lang sollten Ihre Finger mindestens an einer Stelle liegen bleiben. Jede Minute länger kann den Energiefluss oftmals noch weiter harmonisieren.

Meist spürt man sehr genau, wann es genug ist. Die Finger gleiten dann wie von selbst von dem Energiepunkt ab und wenden sich – wenn Sie wollen – dem nächsten Energiepunkt zu.

Wenn Sie insgesamt 15–30 Minuten Zeit pro Tag für Ihr Energieströmen aufbringen können, ist das hervorragend für Ihr persönliches Wohlbefinden. Mehr schadet auf keinen Fall, und auch weniger ist genug. Hauptsache, Sie behalten Freude am Heilströmen! Dann sind Sie am ehesten bereit, die Anwendungen als festen Bestandteil in Ihr Leben zu integrieren. Dass sich regelmäßiges Strömen lohnt, werden Sie am Erfolg ablesen können.

Wenn wir die Heilström-Übungen öfters wiederholen, entwickelt der Körper eine Art Gedächtnis, auf das er zurückgreift. Er speichert die Übungsabläufe einschließlich ihrer Wirkung im Gehirn und reagiert dann schneller.

In den folgenden Kapiteln erfahren Sie, wie Sie die wichtigsten Heilström-Übungen selbst anwenden können.[12]

Die Finger strömen

Tief in unserem Inneren wissen wir noch immer um den Zusammenhang zwischen Fingern und Gefühlen. Unsere Sprache drückt dieses Wissen in bestimmten Redewendungen aus, beispielsweise «Fingerspitzengefühl entwickeln», «jemandem die Daumen drücken», oder «mahnend den Finger erheben» oder «vor Wut den Stinkefinger zeigen».

Ständig mit Angst zu leben, fruchtloses Grübeln nicht beenden zu können, wegen irgendwelcher Belanglosigkeiten schnell gereizt zu reagieren, sich tief verzweifelt, minderwertig und ohne Vertrauen zum Leben zu fühlen – solche Gefühle beeinträchtigen auf längere Sicht unsere Lebensqualität. Verlieren wir erst einmal die Fähigkeit, uns am Leben zu freuen, so ist der Boden für das Auftreten körperlicher Leiden bereitet und Krankheiten lassen dann meist nicht lange auf sich warten.

So unglaublich es klingen mag: Durch das einfache lockere Umfassen eines Fingers kann man festgefahrene, im Körper gespeicherte Gedanken- und Gefühlsmuster häufig selbst auflösen. Ein Versuch lohnt sich.

Ob Sie dabei die Finger der linken Hand mit der rechten umfassen oder umgekehrt, bleibt Ihnen selbst überlassen. Probieren Sie einfach aus, welche Reihenfolge Ihnen sympathischer ist oder welche Ihnen als notwendiger erscheint. Beides wirkt. Günstig ist, ab und zu beim Fingerströmen die Hände zu wechseln, damit der Energiefluss auf beiden Körperseiten voll wiederhergestellt und ausgeglichen werden kann.

Welche speziellen Wirkungen das Heilströmen der einzelnen Finger jeweils hat, finden Sie in diesem Kapitel genauer beschrieben.

---

12 Die Ansichten zur Wirkung der Heilström-Übungen weichen in der Fachliteratur teilweise geringfügig voneinander ab. Wir folgen hier in erster Linie den Deutungen der erfahrenen Expertin Waltraud Riegger-Krause (Jin Shin Jyutsu – Einfache Anwendung zur Selbsthilfe, a. a. O., S. 38 ff.), die Heilströmen noch bei Mary Burmeister selbst erlernt hat. Ihre Wirkungsbeschreibungen fanden wir bei unseren Heilström-Tests im *Arbeitskreis: Gesund leben* fast durchweg bestätigt.

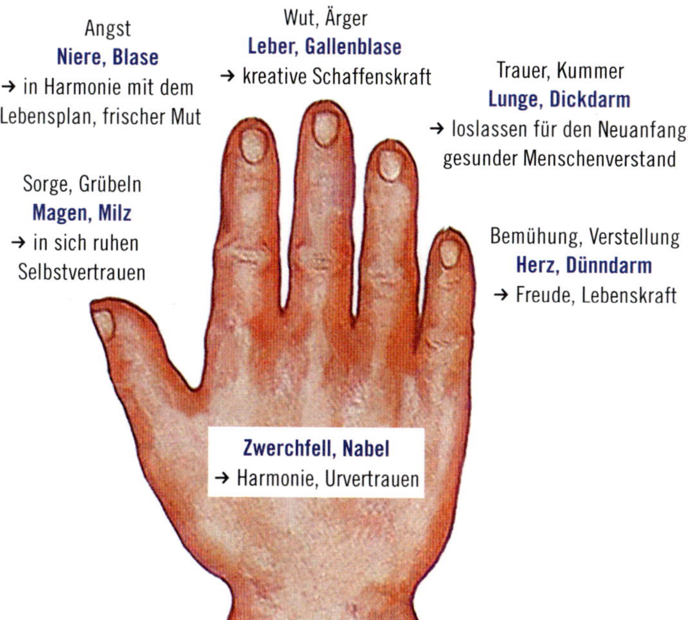

Jeder Finger steht für bestimmte Energieleitbahnen der Körperorgane und für ihnen zugeordnete emotionale Befindlichkeiten.

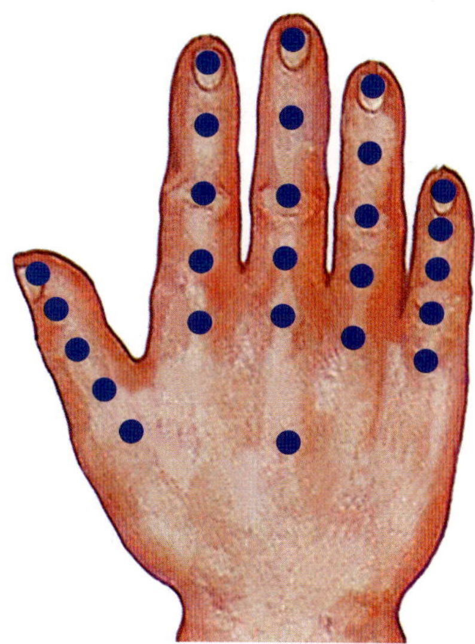

Das Strömen der Finger ist besonders wirksam, weil über jeden Finger gleich eine Vielzahl verschiedener Energiepunkte erreicht wird.

Daumen

Das Strömen des Daumens hilft gegen Sorgen und unnützes Grübeln. Sorgen ziehen unsere Aufmerksamkeit von der Gegenwart ab. Sie beziehen sich immer auf Vergangenes oder auf die Zukunft. Beim Grübeln geraten wir leicht in einen Teufelskreis aus trüben Gedanken, aus dem wir nur schwer wieder herauskommen.

Wenn wir mit unserem Bewusstsein im Augenblick bleiben, können wir denken und so zu einer Problemlösung kommen. Wirklich echte Freude spüren können wir nur im Augenblick.

Das Halten des Daumens hat sich auch bei depressiven Verstimmungen, Hassgefühlen, Zwanghaftigkeit, fanatischer Besessenheit und einer von Ängstlichkeit bestimmten Grundhaltung bewährt. Auf der Körperebene lässt sich mit dieser Übung die Magen- und Milzfunktion energetisch ausgleichen. Sorgen schlagen ja bekanntlich auf den Magen. Durch das Strömen des Daumens gelingt es, die Nahrung und die Eindrücke, die auf uns einstürmen, besser zu verdauen.

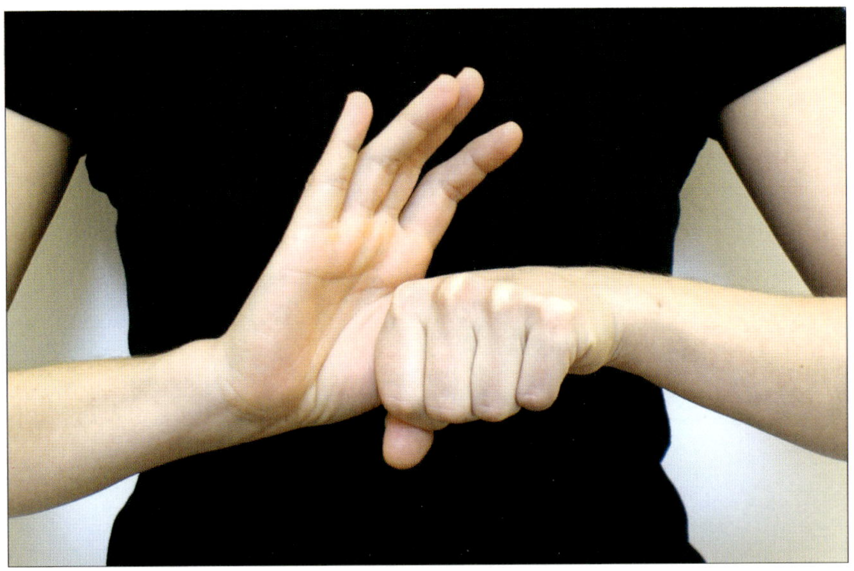

Das Strömen des Daumens empfiehlt sich, wenn Sorge und Grübeln vorherrschen. Dem Daumen sind Magen- und Milzenergie zugeordnet.

Babys lutschen gezielt am Daumen und unterstützen damit keineswegs nur die Nahrungsverwertung. Das Halten des Daumens stärkt das Selbstwertgefühl und hilft uns als Erwachsenen dabei, Sympathie und Mitgefühl für andere Menschen zu entwickeln.

Disharmonien bzw. Blockaden der Magen-Milz-Energie gelten als verantwortlich für alle Magen- und Milzprobleme, Verdauungsstörungen, Sodbrennen, aber auch für Gewichtsprobleme, Spannungskopfschmerzen, Schulter- und Fußbeschwerden sowie Wirbelsäulenprobleme mit dem 1. Halswirbel, dem 1. und 7. Brustwirbel sowie dem 1. Lendenwirbel.

Zeigefinger

Das Strömen des Zeigefingers hilft Ängste, Unsicherheiten, Perfektionsansprüche und Schüchternheit loszulassen. Wenn das Gefühl vorherrscht, in weiten Teilen des eigenen Lebens unter einem Mangel zu leiden, dann bringt das Halten des Zeigefingers oft kraftvolle Hilfe. Das Mangelgefühl kann sich dabei auf die eigene Wahrnehmung beziehen, aber auch auf das Fehlen von Lebensenergie, Tatkraft, Gesundheit, Zuwendung oder materieller Sicherheit. Allgemein geht es hier um das Thema, unser Leben als ständig fließenden Strom zu begreifen. Eine tief in uns verborgene Urangst engt das Vertrauen in das Leben ein. Sie kann so bis in andere emotionale Bereiche hineinwirken, die über die weiteren Finger behandelbar sind.

Ängste können die Heilung bei körperlichen Krankheiten verhindern, zumindest verzögern. Aus der modernen Immunforschung liegen Ergebnisse vor, die bestätigen, dass angstfreie und glücklich lebende Menschen über eine stärkere Immunabwehr und über bessere Heilungschancen verfügen.[13]

Das Strömen des Zeigefingers unterstützt den Fluss des Nieren- und Blasen-Energiestroms. Zugleich stärkt es den Lebenswillen. Volkstümliche Redensarten, wie «sich vor Angst in die Hosen machen» oder «das geht mir an die Nieren» zeigen den Zusammenhang zwischen Angst und

---

13 Gerald Hüther: Was wir sind und was wir sein könnten. Ein neurobiologischer Mutmacher, Frankfurt a. M. 2011, S. 132 ff., 136

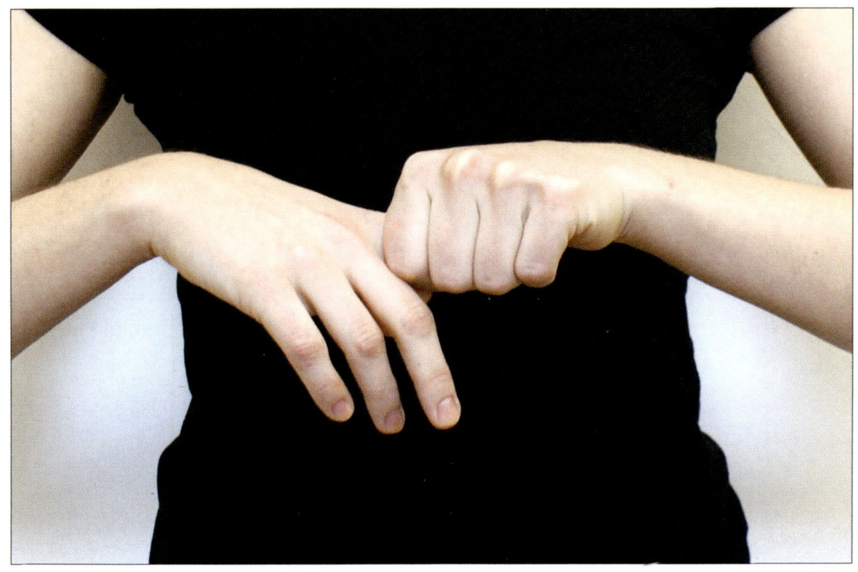

Das Strömen des Zeigefingers hilft gegen große und kleine Ängste. Dem Zeigefinger sind Nieren- und Blasenenergie zugeordnet.

geschwächter Funktion der Nieren-Blasen-Energie deutlich auf. Wenn Sie also wieder einmal unter Prüfungsangst leiden oder den nächsten Zahnarztbesuch vor sich haben, lohnt es sich, ganz einfach den Zeigefinger zu halten. Dasselbe gilt bei anderen Ängsten, bei kreisenden Gedanken, bei Problemen im Umgang mit Stress und der Neigung zu Perfektionismus.

Auf der Körperebene hilft das Halten des Zeigefingers bei Blasen- und Nierenproblemen, bei Ödemen oder zu trockenen Augen, zu hohem oder zu niedrigem Blutdruck, bei Schwerhörigkeit und Tinnitus, Problemen mit Zähnen oder Zahnfleisch, Knochen und Knochenmark sowie bei Schwierigkeiten mit der Wirbelsäule im 2. Halswirbel, im 2. Brustwirbel und dem 2. Lendenwirbel.

Mittelfinger

Der Mittelfinger spielt beim Heilströmen eine wichtige Rolle, denn er stellt nicht nur den Zugang zu den Leber- und Gallenströmen her,

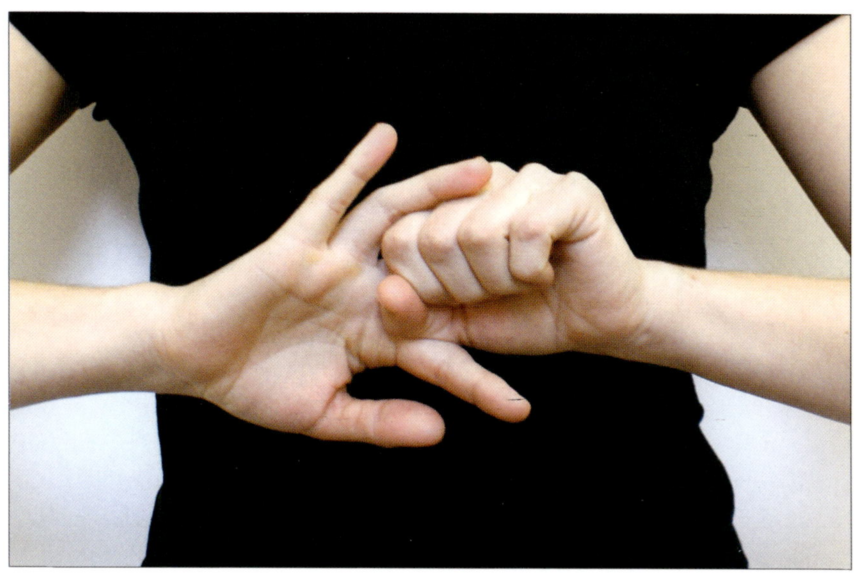

Das Strömen des Mittelfingers hilft vor allem bei Wut und Ärger.
Dem Mittelfinger sind Leber und Gallenblase zugeordnet.

sondern ist auch mit dem Zentralstrom verbunden, der als wichtiger Energieversorger gilt (dazu mehr im Kapitel «Die Kraft des Zentralstroms schöpfen» auf Seite 50). Die Leber- und Gallenströme halten auf der Körperebene die Gelenke, Sehnen und Bänder geschmeidig und verhindern frühzeitiges Altern der Haut. Sie spielen eine Rolle bei Leber- und Gallenproblemen, bei Hüft- und Armschwierigkeiten, Fieber, Halsschmerzen, Migräne, Störungen der Fortpflanzungsorgane, Nackenbeschwerden und Rückenproblemen mit dem 3. Halswirbel, dem 3. und 9. Brustwirbel und dem 3. Lendenwirbel.

Auf der geistig-psychischen Ebene hilft das Strömen des Mittelfingers (er ist der Stinkefinger, den viele aus Wut zeigen) bei Wutproblemen, ebenso bei Unbeherrschtheit oder wenn sich die Wut gegenüber den falschen Personen entlädt oder unterdrückt wird und sich deshalb überhaupt nicht entladen kann. Eine ausgeglichene Leber-Gallenenergie stärkt die Intuition. Ideen können besser umgesetzt werden. Immer dann, wenn man sich ratlos fühlt, die Orientierung verliert, alles verlegt, sich nicht recht entscheiden kann und nicht recht weiß, womit man anfangen soll, kann die Leber-Gallenenergie Unterstützung brauchen. Wenn Sie den Zustand andauernder Gereiztheit kennen oder Jähzorn, Aggression, Ärger, Hass und Frustrationen ein Thema in Ihrem Leben sind, könnte Ihnen das Halten des Mittelfingers helfen. Menschen, die in diesem Bereich gut durchströmt sind, fühlen sich meist ausgesprochen unternehmungslustig, kreativ und bereit, «die Welt aus den Angeln zu heben».

Ringfinger

Das Halten des Ringfingers unterstützt die Funktion der Dickdarm- und Lungen-Ströme. Der Ringfinger steht allgemein für das Loslassen, beispielsweise des Atems über die Lunge oder der verbrauchten Nahrung durch den Dickdarm. Das Strömen des Ringfingers eignet sich bei allen Lungen- und Dickdarmproblemen, ebenso bei Allergien, Schwierigkeiten mit den Beinen, Rückenbeschwerden und Wirbelsäulenproblemen mit dem 4. Halswirbel, dem 4. und 10. Brustwirbel, sowie dem 4. Lendenwirbel. Bei Erkältungskrankheiten ebenso wie bei Asthma hilft diese Übung, besser atmen zu können. Der gesamte Brust- und Bauchbereich wird durch das Halten des Ringfingers energetisch besser versorgt und damit auch das Herz entlastet. Ebenso wirkt das Strömen des Ringfingers bei allen Beeinträchtigungen des Dickdarms entlastend, vor allem bei Verstopfungen und Durchfällen, selbst bei Morbus Crohn (eine chronische Darmentzündung, die sich schwer heilen lässt).

Mentale und emotionale Belastungen wirken sich auf der Körperebene häufig im Brustkorb aus oder führen zu Störungen der Darmfunktion. Die Lungen- und Dickdarm-Ströme verarbeiten alles das, was uns unter die Haut geht. Nach den Erkenntnissen der Neurobiologie speichert der Organismus alles das, was wir erleben, in seinen Körperzellen. Deshalb ist es von besonderer Bedeutung, die körperlichen und psychischen Verarbeitungsmöglichkeiten zu stärken und deren Fähigkeiten voll auszuschöpfen.

Das Ringfingerströmen hilft, auf allen Ebenen loszulassen: Alte Sachen, die wir in unserer Wohnung aufbewahren, ebenso wie das Gefühl der Trauer um einen nahe stehenden Menschen, das manchmal nicht

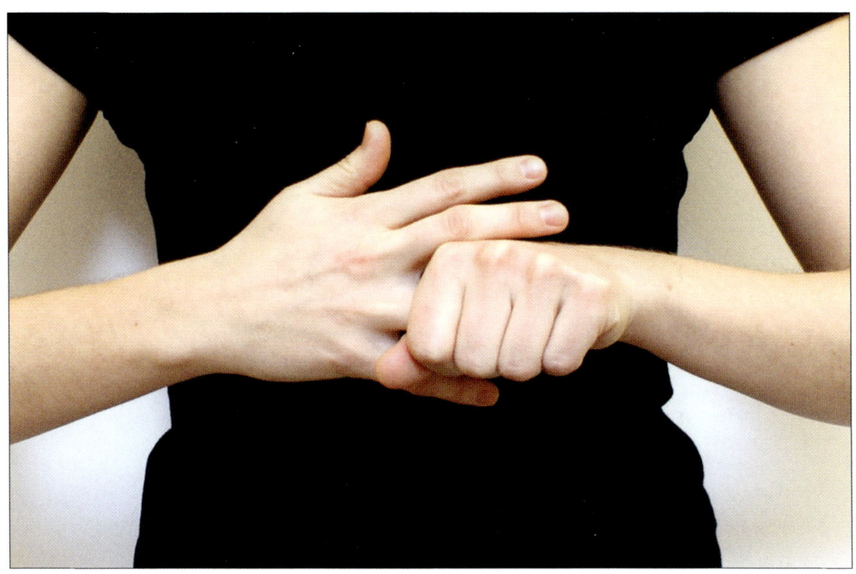

Das Halten des Ringfingers empfiehlt sich bei unbewältigter Trauer und beim Loslassen von Kummer. Dem Ringfinger sind Lunge und Dickdarm zugeordnet.

zu Ende gelebt werden kann. Das Loslassen kann sich auch auf eine alte Freundschaft beziehen, die nicht mehr stimmt. So sammelt sich oft Unerledigtes an, das uns hindert, Abschied zu nehmen, damit wir uns wieder Neuem öffnen können. Das Ringfingerhalten hilft gerade Menschen, die nicht trauern und nicht weinen können. Auch Enttäuschungen und negatives Denken lassen sich durch das Halten des Ringfingers harmonisieren. Wenn belastende Gefühle nicht losgelassen werden, kann das auf lange Sicht zu emotionalen Verhärtungen mit nachteiligen Auswirkungen auf die körperliche Gesundheit führen.

Kleiner Finger

Der kleine Finger schafft Zugang zur Herz- und Dünndarmenergie. Außerdem gilt er, wie auch der Nieren- und Blasenstrom, als wichtiger Gehirnstrom. Das Strömen des kleinen Fingers unterstützt alle Herzfunktionen, es belebt den Kreislauf und führt auf geistiger Ebene zum Entstehen zündender Ideen.

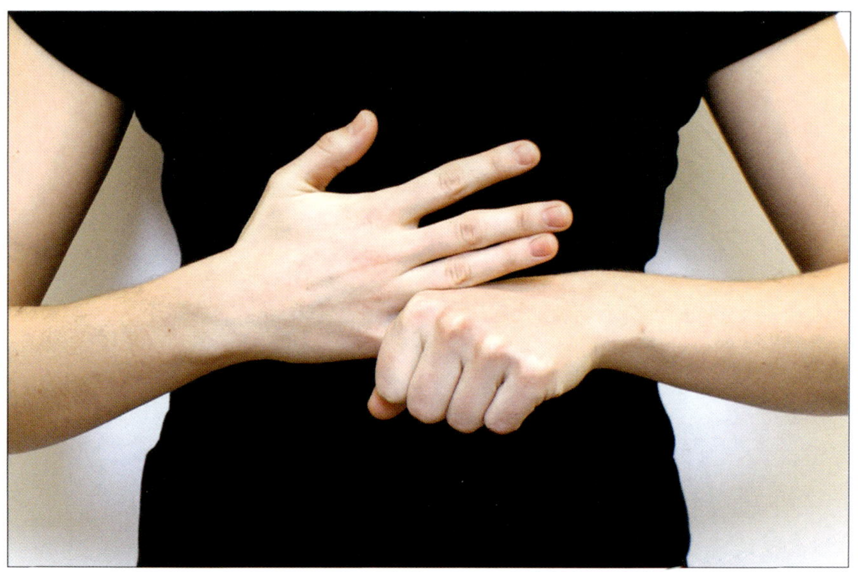

Das Strömen des kleinen Fingers hilft vor allem, wenn es an Freude in unserem Leben fehlt, weil die grundsätzliche Richtung nicht stimmt. Dem kleinen Finger sind Herz- und Dünndarmenergie zugeordnet.

Herz- und Dünndarmströme einerseits und Nieren-Blasenströme andererseits ergänzen sich gegenseitig. Doch sie konkurrieren auch miteinander wie Feuer und Wasser. Lassen im Alter die Muskelkraft und die Produktion der Sexualhormone nach, so ist die Nieren-Blasen-Energie schwächer geworden. Dadurch, ebenso wie durch lang andauernden Stress, kann es zu einem Überschießen der Herz-/Dünndarmenergie kommen. Die Folge sind häufig Herzmuskelschwäche, Herzrhythmusstörungen und Bluthochdruck. Solche Störungen kann man durch das Strömen des kleinen Fingers angehen. Zusätzlich stärkt das Halten des Ringfingers dann die Nieren-Blasenfunktion (wie auf Seite 36 beschrieben).

Aufgabe des Dünndarms ist, der Nahrung Vitalstoffe, Provitamine und Vitamine zu entnehmen, um sie der Leber zuzuführen. Bei akuten und chronischen Durchfällen kann das Halten des kleinen Fingers Hilfe bringen. Zusätzlich sind manchmal Korrekturen in der Lebensführung notwendig. Das Halten des kleinen Fingers ist auch sinnvoll bei Gleichgewichtsstörungen, bei der Heilung von Wunden und Knochenverletzungen, bei Schwierigkeiten mit den Nerven und den Ohren sowie bei Wirbelsäulenproblemen mit dem 5. bis 7. Halswirbel, dem 5. und 11. Brustwirbel und dem 5. Lendenwirbel.

Auf der seelischen Ebene bringt das Halten des kleinen Fingers mehr Freude in das Leben. Wenn jemand seine Arbeit nicht liebt, sich übertrieben bemüht oder sich verstellt, weil die angenommene Rolle nicht aus vollem Herzen ausfüllt werden kann, wenn jemand lacht, obwohl ihm in Wirklichkeit nach Weinen zumute ist, wenn die grundsätzliche Richtung im Leben nicht mehr stimmt, dann kann das Strömen des kleinen Fingers helfen, stärker in Einklang mit der eigenen Herzensüberzeugung zu leben. Oftmals geht es zunächst einmal darum, überhaupt zu erkennen, welches die eigene Überzeugung ist. Gelingt dieser Schritt, so wird der Weg frei für mehr Leichtigkeit und Gelassenheit. Das Leben gestaltet sich auf einmal ganz einfach. Selbst Partnerbeziehungen können dabei eine vollkommen neue Qualität gewinnen.

Handflächen strömen

Beim Strömen der Handinnenflächen legt man die Finger der einen Hand in die Innenfläche der anderen Hand. Mit welcher Hand man den Handteller der anderen hält, spielt keine Rolle. Jedes Ineinander- und Aneinanderlegen der Hände durchströmt die Handflächen und belebt die Nerven, den Wärmehaushalt des ganzen Körpers und die Atmung. Vergleichbare Haltungen sind vom Beten in vielen Kulturen seit Jahrtausenden bekannt. Oft werden dabei die ganzen Handinnenflächen aneinander gelegt, manchmal auch nur die Handteller mit ineinander verschränkten Fingern. Solche Gebetshaltungen sind nicht zufällig entstanden, sondern von den Menschen in vollem Bewusstsein ihrer immer wieder erlebten Wirkung zum Ritual entwickelt worden.

Durch das Halten der Handinnenflächen gelingt es, sich mit der Quelle der Lebensenergie zu verbinden, die jedem Menschen zur Verfügung steht. Sie versorgt alle Zellen unseres Körpers immer wieder neu mit frischer Energie, schafft wohltuende Ausgeglichenheit und wirkt ordnend, wo Chaos sich ausbreiten will. Wir haben so die Chance, unser ganzes

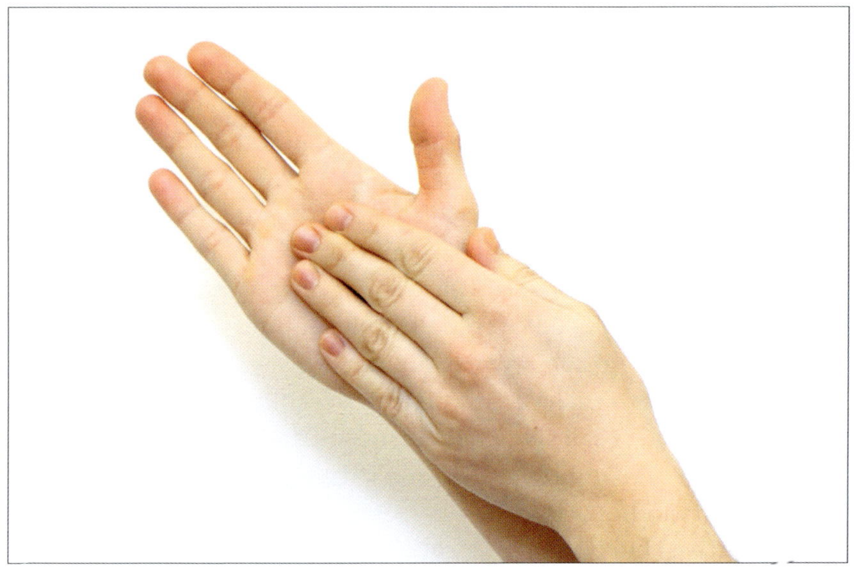

Das Strömen der Handinnenfläche hilft, neue Kraft zu finden und in Einklang mit sich selbst zu leben. Der Handfläche ist die Nabel-Zwerchfell-Energie zugeordnet. Sie belebt die Nervenfunktion, den Wärmehaushalt und die Atmung.

Wesen zu harmonisieren. Die Wirkung dieser Übung reicht weit über die Körperebene hinaus. Sie schafft Zugang zu den Nabel- und Zwerchfellströmen, die im ganzen Organismus die Nerven ausbilden, versorgen und erneuern. Zu ihren Aufgaben gehört nach der fernöstlichen Lehre auch die Verteilung der Wärme im Körper und die Regulierung der Atmung. Sinnvoll einsetzbar ist diese Übung besonders bei starken Erschöpfungszuständen, zum Beispiel nach größeren Operationen, bei lange andauernden Erkrankungen und starken Überbelastungen der Nerven, ebenso bei Taubheitsgefühl in Händen und Füßen sowie bei Problemen mit der Schilddrüse, dem Zwerchfell oder dem Nabel. Psychische Hilfe bringt das Halten der Handinnenflächen in Situationen absoluter Verzweiflung, wenn es darum geht, die eigene Mitte und das innere Gleichgewicht wiederzufinden.

Test: Welchen Finger strömen?

Wenn Sie mit dem Heilströmen zielorientiert vorgehen wollen, vielleicht weil Sie gerade nicht genügend Zeit haben, um alle fünf Finger der Reihe nach zu strömen, hilft Ihnen der folgende Schnelltest weiter. Mit diesem Test können Sie ganz einfach feststellen, welcher Ihrer Finger das Heilströmen im Augenblick am dringendsten braucht.[14]

Schnelltest:

- Kneifen Sie mit kräftigem Druck seitlich in ein Fingergrundgelenk nach dem anderen – direkt am Ansatz zum Handteller.
- Spreizen Sie dabei die Finger der einen Hand und kneifen Sie mit dem Daumen und Zeigefinger der anderen kräftig.
- Das Fingergrundgelenk, das am meisten schmerzt, weist Sie auf den Finger hin, der im Augenblick eine Strömbehandlung am nötigsten braucht.

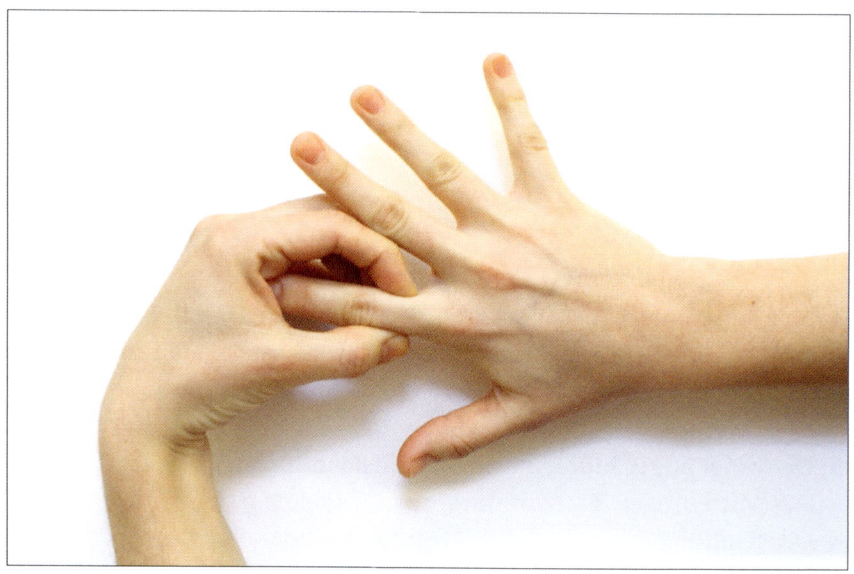

Schnelltest: So stellen Sie fest, welchen Ihrer Finger Sie am dringendsten strömen sollten.

---

14 Friedl Weber: Jin Shin Jyutsu für Lebenskünstler und solche, die es werden wollen..., 3. Auflage, Bonn 2010, S. 114 f.

Wie spürt man die Wirkung des Strömens?

Ganz zu Beginn der Heilströmbehandlung spürt man in den ersten ein bis zwei Minuten meist zunächst einmal gar nichts. Mit etwas Übung und Achtsamkeit werden Sie nach einer Weile bemerken, dass der Finger, den Sie gerade halten, anfängt zu pulsieren. Das kann ein starkes Pulsieren wie beim Herzschlag sein, ebenso gut aber auch ein ganz zartes, kaum wahrnehmbares Pochen oder ein kribbelndes, warmes Gefühl. Dieses Strömgefühl verändert sich manchmal von Minute zu Minute. In Wellenbewegungen wird es mal stärker, mal schwächer. Zu Beginn dauert es manchmal eine Weile, bis überhaupt etwas spürbar wird. Gelegentlich zeigen sich Reaktionen auch an ganz anderen Stellen des Körpers als Nervenzucken oder Zwicken oder als Schmerzgefühl. Mitunter treten plötzlich Emotionen auf, die wir zu diesem Zeitpunkt am allerwenigsten erwartet hätten. Was auch immer geschieht: Das alles geschieht richtig so. Jeder Mensch ist einzigartig, jeder reagiert anders, und jeder nimmt sich auf eigene und ganz spezielle Weise wahr.

Was hier über die Wirkung des Fingerströmens gesagt wird, gilt übrigens ebenso für die Wirkung der in den folgenden Kapiteln beschriebenen weiteren Heilströmübungen. Einzig und allein das meditative Atmen erleben und beschreiben viele völlig anders. Doch dazu später mehr!

Die Wirkungen des Fingerströmens auf einen Blick

Beim Heilströmen deckt jeder Finger, selbst der Handteller, eine bestimmte Bandbreite von Gefühlen und Denkmustern ab. Das Strömen der einzelnen Finger zielt vor allem auf folgende Wirkung ab:

- Der **Daumen** harmonisiert Sorgen und unnützes Grübeln.
- Der **Zeigefinger** hilft, Ängste und Unsicherheiten zu bewältigen.
- Der **Mittelfinger** löst Wut und Frustrationen auf.
- Der **Ringfinger** hilft loslassen, trauern und Abschied nehmen.
- Der **kleine Finger** lässt zu, dass wieder mehr Freude in das Leben tritt.
- Der **Handteller** hilft bei nervlicher Anspannung und Verzweiflung. Er stärkt das Urvertrauen zum Leben.

Mudras: Kraftzentren für jeden Tag

In diesem Kapitel lernen Sie eine Reihe weiterer Heilström-Fingerübungen kennen, die dabei helfen sollen, dass Ihnen jeder Tag Freude bringt.

Mudras sind typische Handhaltungen, die im Fernen Osten, z. B. als Grußgeste, zum Alltagsleben gehören. Ebenso spielen sie bei meditativen, spirituellen Übungen und im indischen Tanz eine wichtige Rolle. Übersetzt aus dem Sanskrit bedeutet Mudra „das, was Freude bringt«.

Dem Begründer des japanischen Heilströmens, Jiro Murai (s. Seite 10), halfen Mudraübungen, die er an Buddha-Statuen gesehen hatte, in seiner schweren Gesundheitskrise wieder körperlich, seelisch und geistig auf die Beine zu kommen. Er praktizierte diese typischen Fingerhaltungen täglich. Sie bringen die Körperenergien wieder in Schwung.

Sechs einfache Mudra-Haltungen stellen wir Ihnen hier vor, die leicht auszuführen sind.[15] Sie lassen sich gut in den Alltag einfügen. Ob Sie alle Finger-Positionen jeden Tag anwenden oder nur einige davon, wann und wie lange Sie täglich üben möchten, das bleibt Ihnen selbst überlassen. Wenn Sie jedes Mudra drei Minuten täglich halten, schaffen Sie eine starke Basis für Ihre Fitness. Falls Sie statt dessen lieber einzelne Mudras auswählen, die Ihnen persönlich besonders zusagen, und diese über 20 Minuten halten, so ist das ein sicherlich ebenso erfolgreicher Weg zu mehr Glücksempfinden und Gesundheit.

Wie auch immer Sie sich entscheiden, wichtig ist: Jede Mudra-Übung sollten Sie mindestens drei Minuten lang halten.

Mudra 1: Stärkt die Nerven

Dieses Mudra wird gegen Nervosität, Überanstrengung, Stress, Kurzatmigkeit und bei Herz-Kreislaufproblemen eingesetzt. Die Übung soll die Lebensfreude und Kreativität stärken.

---

15 Die tatsächliche Zahl der aus fernöstlichen Kulturen überlieferten Mudras ist weit größer. Die hier getroffene Auswahl stützt sich auf Nicola Kessler/Christiane Kührt, a.a.O., S. 36 f. und Waltraud Riegger-Krause: Jin Shin Jyutsu. Einfache Anwendung zur Selbsthilfe, 3. Auflage, München 2014, S. 44 ff.. Die Wirkungsbeschreibungen dieser Autoren haben sich bei Heilströmtests in unserem *Arbeitskreis: Gesund leben* weitgehend bestätigt.

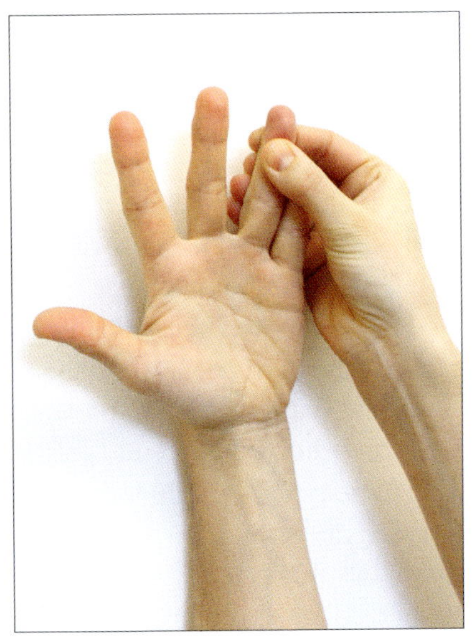

Mudra 1

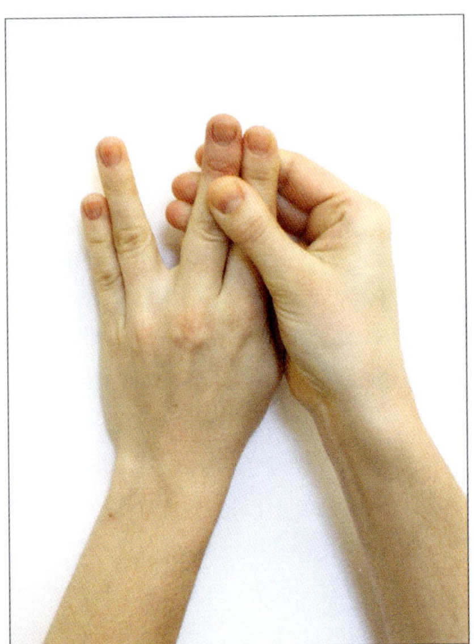

Mudra 2

Und so wird's gemacht: Halten Sie den linken Ringfinger und linken Zeigefinger mit der rechten Hand. Der rechte Daumen liegt auf der Fingerinnenseite, die übrigen Finger liegen auf der Fingeraußenseite.

Mudra 2: Für mehr Vitalität

Dieses Mudra dient der Revitalisierung aller Organe und soll neue Kräfte mobilisieren. Die Übung hilft gegen Müdigkeit, Erschöpfung, Unsicherheit und Stresserscheinungen. Zugleich stärkt sie die Fähigkeit, mit Sorgen, Problemen, Ängsten und Frustrationen umzugehen und mehr Lebensfreude zu empfinden.

Und so wird's gemacht: Halten Sie den Mittelfinger, Zeigefinger und Daumen Ihrer linken Hand mit der rechten Hand. Der rechte Daumen liegt dabei auf der Fingeraußenseite, die übrigen Finger liegen auf der Handinnenseite.

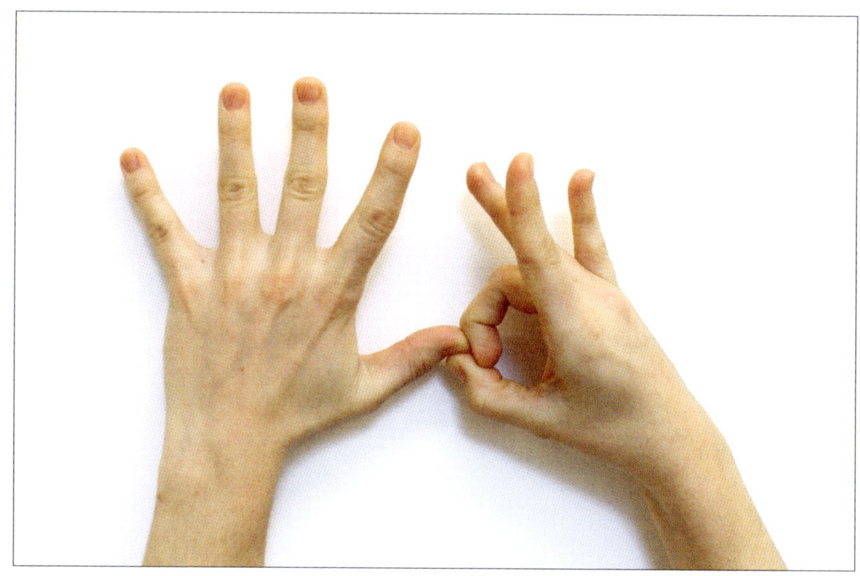

Mudra 3

Mudra 3: Für gute Laune

Sind Sie öfters schlecht gelaunt oder einfach nicht gut drauf, so eignet sich diese Übung, Ihre Stimmung zu verbessern. Das Mudra setzt man vor allem bei Stimmungsschwankungen, Müdigkeit, Erschöpfung, schlechtem Teint und Heißhunger auf Süßigkeiten ein.

Und so wird's gemacht: Bilden Sie einen Kreis, indem Sie Ihren rechten Daumen auf den Nagel des rechten Mittelfingers legen. Schieben Sie dann den linken Daumen zwischen rechten Mittelfinger und Daumen.

Mudra 4: Für klares Denken

Wenn Sie sich nur schwer konzentrieren können oder das Gefühl haben, keinen klaren Gedanken fassen zu können, kann Ihnen dieses Mudra helfen, den Kopf frei zu bekommen.

Und so wird's gemacht: Legen Sie den rechten Daumen auf den rechten Ringfingernagel. Gleichzeitig legen Sie den linken Daumen auf den linken Ringfingernagel.

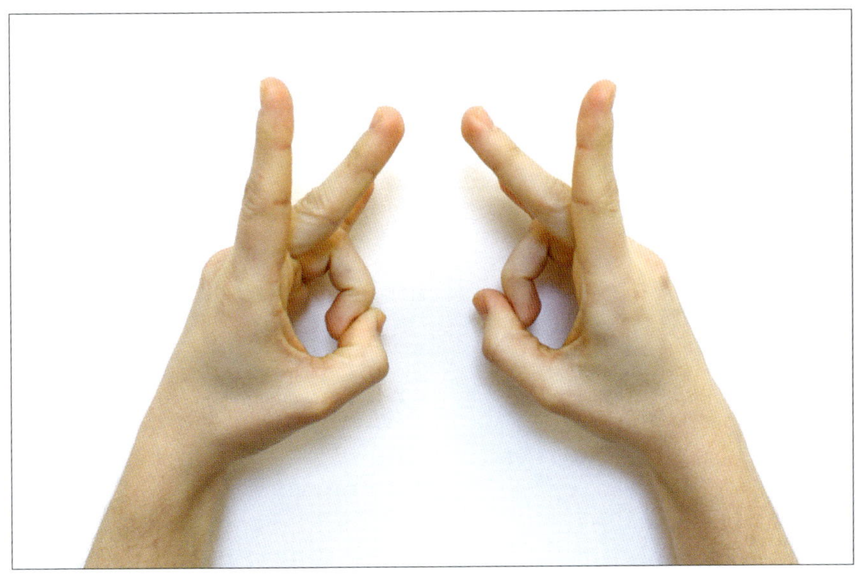

Mudra 4

Mudra 5: Bei zu viel Hektik und Stress

In Situationen, in denen Hektik und Stress Ihnen zu viel werden, kann dieses Mudra ausgleichend wirken.

Und so wird's gemacht: Bilden Sie einen Ring, indem Sie die Kuppe des rechten Daumens an die Kuppe des rechten Zeigefingers legen. Gleichzeitig legen Sie die Kuppe des linken Daumens an die Kuppe des linken Zeigefingers.

Mudra 6: Ärger und Frustrationen loslassen

Diese Übung hilft Ihnen, Frustrationen, Ärger und alles Belastende und Bedrückende loszulassen.

Und so wird's gemacht: Legen Sie den rechten Daumen der Länge nach auf die Innenseite des linken Mittelfingers. Die übrigen Finger der rechten Hand legen Sie auf den linken Mittelfingerrücken. Halten Sie diese Position mindestens drei Minuten und üben dann das Entsprechende mit der anderen Hand.

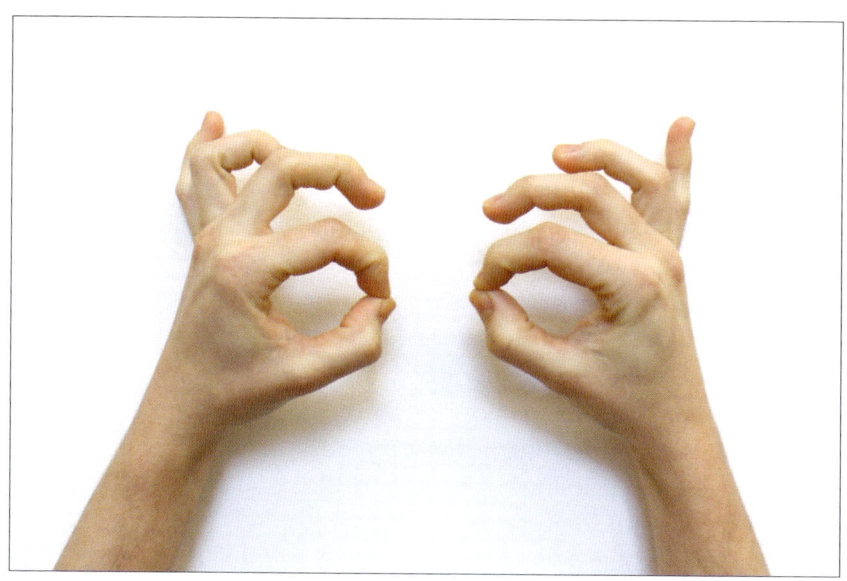

Mudra 5

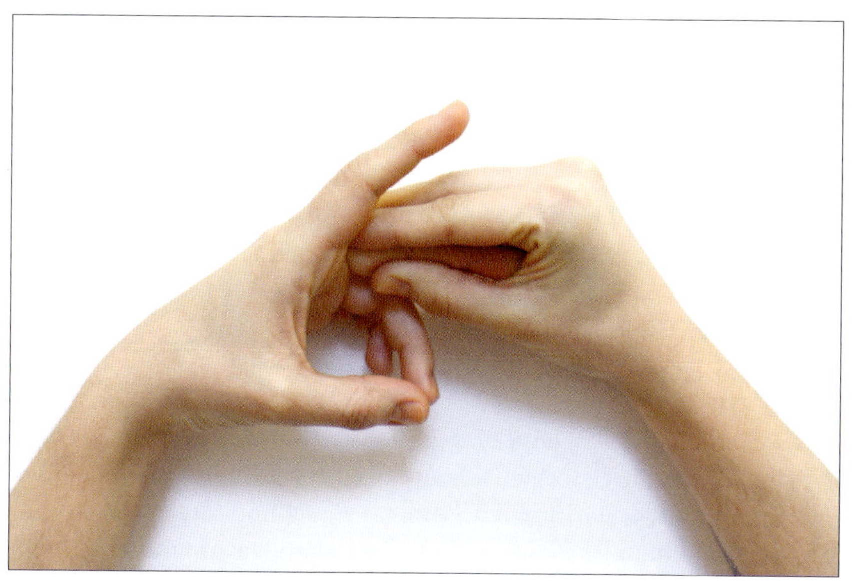

Mudra 6

Heilströmen mit Händen und Füßen

Ähnlich wie die Hände sind auch unsere Füße besonders geeignet, mit der Lebenskraft um uns Kontakt aufzunehmen und diese Kraft in unserem Organismus zum Fließen zu bringen. An den Füßen befindet sich ebenso wie an den Händen eine besonders große Zahl an Energieleitpunkten. Da wir unsere Füße das ganze Jahr hindurch – mit Ausnahme weniger Urlaubswochen vielleicht – in enge, häufig viel zu harte Schuh-Umhüllungen einsperren, geht die sensible Kontaktfähigkeit, über die unsere Füße ursprünglich einmal verfügten, im Laufe eines langen Lebens immer mehr verloren. Die Folge: Viele Menschen klagen über ständig kalte Füße, über Schmerzen oder Taubheitsgefühle in den Füßen, über Energiemangel in Beinen, Hüften und Unterleibsorganen oder im unteren Rückenbereich.

Die folgenden beiden Übungen haben sich dadurch bewährt, dass sie den Energiefluss im unteren Kreislauf stärken. Sie wirken selbstregulierend. Daher spielt bei ihrer Anwendung keine Rolle, ob sich im unteren Bereich des Körpers die Lebensenergie staut oder ob ein Energiemangel besteht. Die nachfolgenden Übungen wirken ausgleichend und helfen, die Lebenskraft wieder zum Fließen zu bringen. Eine energetisch günstige Wirkung können Sie schon erreichen, indem Sie einfach Ihre Beine übereinander schlagen, so dass sich Knöchel und Fußmitte berühren.

Die folgenden Übungen entfalten darüber hinaus eine weit stärkere Wirkungskraft, die sich immer wieder, selbst in akuten gesundheitlichen Krisensituationen, bewährt hat.

Fußübung: Kontakt zwischen beiden Füßen herstellen

Und so wird's gemacht: Diese Übung lässt sich am besten im Liegen oder Sitzen durchführen. Legen Sie ganz einfach beide Füße übereinander. Halten Sie diese Position etwa drei bis fünf Minuten lang. Wechseln Sie dann, indem Sie den Fuß, der bisher oben lag, unter den anderen Fuß schieben. Halten Sie diese Position wieder für drei bis fünf Minuten oder auch länger.

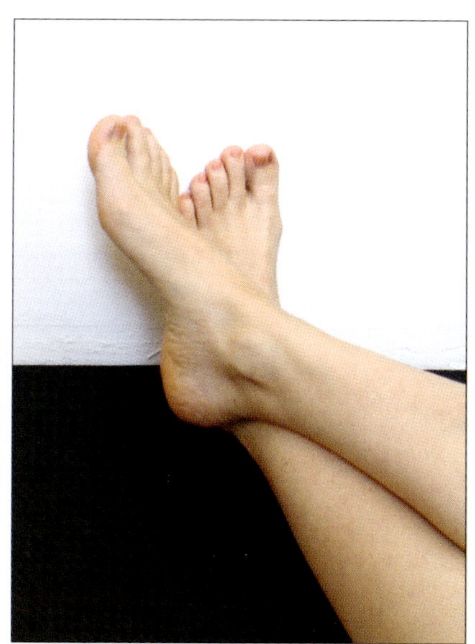

Schon indem Sie Ihre Beine übereinander schlagen, erzielen Sie eine energetisch günstige Wirkung.

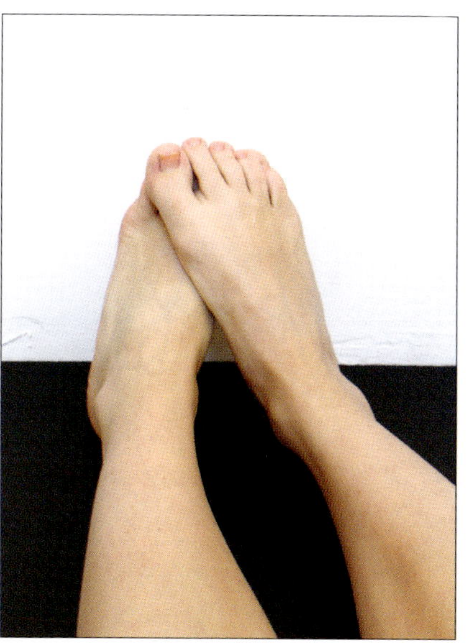

Ein Fuß liegt auf dem Fußrücken des anderen: Eine wirksame Übung, die den Energiefluss im unter Bereich ausgleicht und den Körper besser erdet.

Hand-Fuß-Übung: Den Finger-Zehenstrom aktivieren

Die folgende Übung ermöglicht es, auf ganz einfache Weise das ungewöhnlich wirksame Strömungsmuster zu aktivieren, das zwischen den Händen und Füßen besteht. Man erreicht auf diesem Wege die gesamte Wirbelsäule sowie sämtliche Organ-, Nerven- und Körperfunktionen.

Und so wird's gemacht: Am besten lässt sich diese Übung im Sitzen durchführen. Legen Sie dazu das rechte Bein quer über den Oberschenkel des linken Beins. Umfassen Sie dann die Zehen des rechten Fußes mit der linken Hand.

Nach drei bis fünf Minuten wechseln Sie die Position, indem Sie das linke Bein über den rechten Oberschenkel legen und den linken Fuß mit der rechten Hand umfassen.

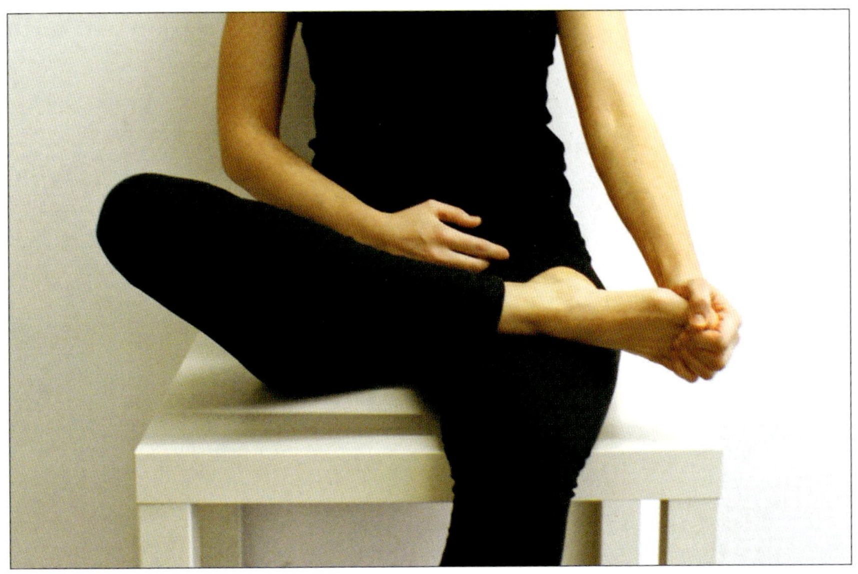

Den Energiekontakt zwischen Händen und Füßen auf einfache Weise ohne «Akrobatik» herstellen: Sämtliche Organfunktionen lassen sich so aktivieren.

Die Kraft des Zentralstroms schöpfen

Der Hauptzentralstrom versorgt uns wie eine starke Energiequelle mit lebensspendender Kraft. Experten bezeichnen ihn deshalb als körpereigene Energietankstelle.[16] Aktiviert man ihn früh am Morgen, so hilft er, fit und wach zu werden. Er steigert die Konzentrationsfähigkeit und Klarheit, gerade wenn wir einen schwierigen Tag vor uns haben. Als Strom, der im Zentrum des Körpers fließt, bringt er uns geistig, emotional und körperlich in Toppform. Er wird gegen Ängste, Unsicherheiten und depressive Verstimmungen ebenso eingesetzt wie bei Schwierigkeiten mit der Wirbelsäule und fördert die regelmäßige Stuhlentleerung. Durch Halten der wichtigsten zum Hauptzentralstrom gehörenden Energiepunkte

16 Zur Wirkung des Hauptenergiestroms im Einzelnen und den therapeutischen Möglichkeiten hierzu vgl. insbesondere Riegger-Krause: Jin Shin Jyutsu. Einfache Anwendung zur Selbsthilfe, a. a. O., S. 10 ff. und Riegger-Krause: Jin Shin Jyutsu. Die Kunst der Selbstbehandlung durch Auflegen der Hände, a. a. O., S. 55–58

kann das gesamte innere Drüsensystem harmonisiert werden. Wenn dieses System gut funktioniert, arbeitet auch der gesamte Stoffwechsel in Harmonie – mit dem Ergebnis, dass wir uns rundum wohl fühlen.

Natürlich können die zum Hauptzentralstrom gehörenden Energiepunkte nicht nur morgens, sondern zu jeder Tageszeit gehalten werden, wann immer sich dies in unserem Tagesplan unterbringen lässt. Abends vor dem Einschlafen erleichtert diese Übung das Entspannen und Abschalten vom Stress des Tages.

Die Übung: Hauptzentralstrom-Energie tanken

Am besten legen Sie sich bei dieser Übung bequem hin. Lassen Sie die Schultern locker und horchen Sie in sich hinein.

Die Übung besteht aus sieben Einzelschritten. Warten Sie bei jedem Schritt, bis Sie ein harmonisches Pulsieren spüren. Gehen Sie dann zum nächsten Schritt über. Wenn Sie am Anfang nichts spüren sollten, so ist das kein Grund zu Besorgnis. Halten Sie dann einfach jede Position drei bis fünf Minuten lang, ehe Sie zum nächsten Schritt übergehen.

Sie müssen nicht jedes Mal alle sieben Schritte anwenden. Ebenso gut können Sie einzelne Schritte auswählen, die Ihnen besonders zusagen oder die Ihnen besonders notwendig erscheinen. Andere Schritte möchten Sie sich vielleicht lieber für das nächste Mal aufheben. Das alles ist in Ordnung so: Sie allein gestalten Ihr persönliches Programm.

Wollen Sie sich mit dem ersten Schritt begnügen, so empfiehlt es sich, bei diesem Schritt einmal gründlich zehn bis zwanzig Minuten zu bleiben und ihn dann eine Zeitlang täglich drei bis fünf Minuten lang zu wiederholen.

Die Sieben Schritte der Hauptzentralstrom-Übung

1. Schritt

- Legen Sie Ihre rechte Hand oben auf die Kopfmitte. (1)
- Die linke Hand oder die Finger der linken Hand legen Sie auf die Stirn. (2) Während der folgenden sechs Übungsschritte bleibt die rechte Hand auf dem Kopf liegen.

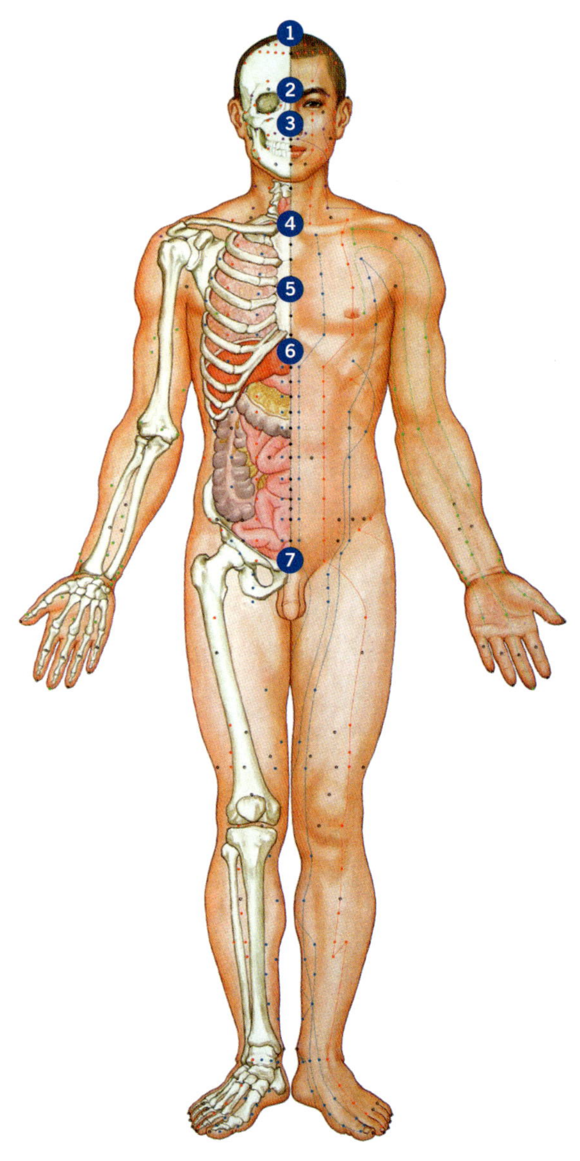

Der Hauptzentralstrom gilt als körpereigene Energietankstelle. Er fließt entlang der Mittellinie des Körpers. Die Abbildung zeigt die Stellen, an denen Sie Ihre Hände bei den einzelnen Schritten der Haupzzentralstrom-Übung platzieren.

Dieser Schritt stärkt die Gehirnfunktion, die geistige Vitalität, die Klarheit des Denkens und das Erinnerungsvermögen. Außerdem reguliert er den gesamten Hormonhaushalt und das Nervensystem.

2. Schritt

- Die rechte Hand bleibt auf dem Kopf liegen.
- Legen Sie die Fingerspitzen der linken Hand auf die Nasenspitze. (3)

Diese Übung stärkt die Fortpflanzungsorgane, den Unterleib, das Becken, die Muskeln, die Flüssigkeitsregulierung sowie die Energie der Körperoberfläche. Sie wirkt bei Problemen mit der Fruchtbarkeit, dem Klimakterium und Vitalitätsverlust, ebenso bei Ödemen und Schwierigkeiten mit den Nasennebenhöhlen.

3. Schritt

- Die rechte Hand bleibt wie bisher auf dem Kopf liegen.
- Legen Sie die Fingerspitzen der linken Hand auf das obere Ende des Brustbeins, etwas unterhalb des Halsgrübchens. (4)

Diese Übung unterstützt den gesamten Halsbereich, die Funktion der Schilddrüse und des Stoffwechsels, stärkt die Knochenstruktur, reguliert Blutdruck und Zuckerhaushalt und hilft bei der Anpassung an wechselnde Umweltbedingungen, wie Wetterumschwünge, Hektik und nervende Mitmenschen.

4. Schritt

- Die rechte Hand bleibt auf dem Kopf liegen.
- Legen Sie die Fingerspitzen der linken Hand auf die Mitte des Brustbeins. (5)

Diese Übung stärkt Lunge, Atmung, Blutgefäße, Becken und Hüften sowie die Thymusdrüse. Sie aktiviert das Immunsystem. Auf der psychischen Ebene hilft sie, in kritischen Übergangsphasen in eine neue Lebenssituation hineinzuwachsen.

5. Schritt

- Die rechte Hand bleibt auf dem Kopf liegen.
- Legen Sie die Fingerspitzen der linken Hand auf das untere Ende des Brustbeins. (6)

Diese Übung stärkt die Energie des Sonnengeflechts, das die Versorgung mit Lebensenergie reguliert. Sie unterstützt Milz, Herz, Magen, Verdauung, den Hormonhaushalt, beruhigt die Nerven und hilft bei Stress und Verzweiflung. Das Grundgefühl, vom Leben getragen zu werden, verstärkt sich und die Intuition wird gefördert, herauszufinden, was uns persönlich wirklich gut tut. Seelische Mangelgefühle, die sich in größeren oder kleineren Süchten widerspiegeln können, lassen sich so oftmals ausgleichen.

6. Schritt

- Die rechte Hand bleibt auf dem Kopf liegen.
- Legen Sie die Fingerspitzen der linken Hand auf den oberen Rand des Schambeinknochens. (7)

Diese Übung stärkt die Stabilität des Körpers, die Wirbelsäule und die Fortpflanzungsorgane. Sie hilft gegen Bandscheiben- und Ischiasprobleme, regeneriert das Blut, energetisiert das Gehirn und fördert Heiterkeit und Herzlichkeit. In Lebenssituationen, in denen wir wenig Grund zu Freude empfinden, gibt sie uns ein wenig von der Leichtigkeit des Seins.

7. Schritt

- Legen Sie jetzt die Fingerspitzen der rechten Hand auf den Rücken unter das Steißbein. Sie können dabei die Handinnenseite oder den Handrücken zum Steißbein halten, je nachdem, was Sie als angenehmer empfinden.
- Die Fingerspitzen der linken Hand bleiben am Schambeinrand liegen (Abbildung nächste Seite).

Diese Übung harmonisiert das Strömen der Energie im ganzen Körper, vom Kopf bis zu den Füßen und umgekehrt. Sie hilft gegen Probleme

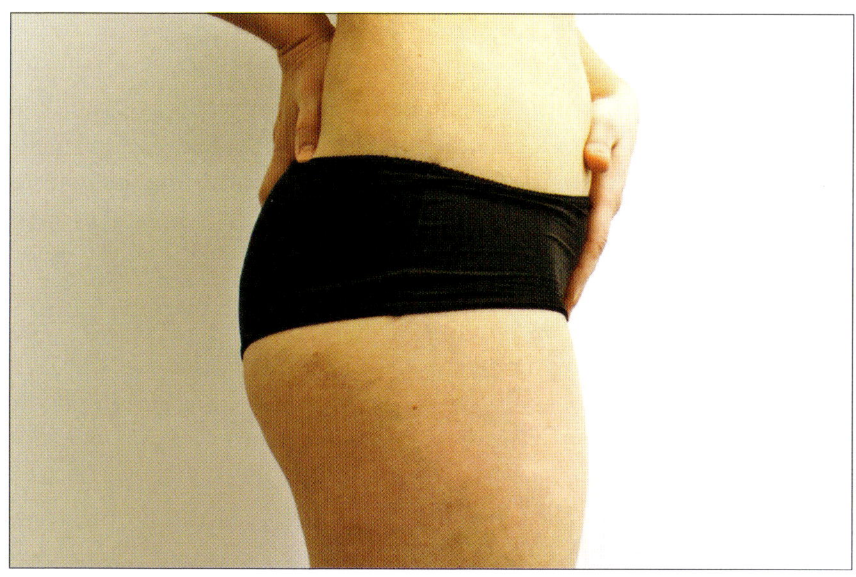

Schritt 7 der Hauptzentralstrom-Übung hilft, das Fließen der Energie im ganzen Körper zu harmonisieren und sich besser zu erden.

mit den Beinen und bei kalten Füßen. Mit ihrer Hilfe gelingt es, sich besser zu erden. Außerdem unterstützt sie die Energie der Fortpflanzungsorgane.

Test: Energieblockaden im Rücken?

Zwischen Schambein und Steißbein liegen wichtige Energiezentren. Hier wechseln besonders viele Energiebahnen die Körperseite von oben nach unten und von der Vorderseite des Körpers zur Rückseite. Wenn Sie unter Schmerzen im unteren Rückenbereich leiden, werden Sie sehr wahrscheinlich eine besonders schmerzende Stelle am Schambein finden.

Dabei hilft Ihnen der folgende kleine Test*[17]*:
Drücken Sie mit einer Hand vom Bauch aus kräftig an den Schambeinrand, so als ob Sie unter das Schambein gelangen wollten. Tasten Sie auf diese Weise das ganze Schambein entlang ab. Solange Sie dabei auf eine besonders schmerzende Stelle stoßen, bestehen noch unaufgelöste Energiestaus.

Gute Laune atmen

Der Atem ist unser größter Heiler, dann kommen die Hände!

Jiro Murai, (1886–1961),
Begründer der modernen japanischen Heilströmlehre

Lebensenergie gelangt auf unterschiedliche Weise in unseren Körper, über die Energieleitbahnen, vor allem aber über den Atem. Durch den Atem nehmen wir Energie auf, die uns in jedem Augenblick unseres Lebens reinigt und erneuert. Jeder bewusste Atemzug erfüllt den Körper mit neuem Leben. Je tiefer, ruhiger und gleichmäßiger unser Atem kommt und geht, um so ausgeglichener und um so ruhiger fühlen wir uns.

Die hier beschriebene Atemübung lässt sich in unterschiedlichen Körperhaltungen und in beliebig verschiedenen Situationen durchführen,

im Bett, unter der Dusche, in der Badewanne, beim Spazierengehen, im Bus oder in der Bahn: überall dort, wo Sie ein paar Minuten Zeit finden. Dabei ist es ganz egal, ob Sie sitzen, liegen oder stehen.

Man kann das bewusste Atmen beliebig mit anderen Heilström-Übungen kombinieren. Wenn Sie beim Fingerströmen zugleich achtsames Atmen praktizieren, so spart das Zeit beim Üben, verstärkt vor allem aber die Wirkung der Anwendungen deutlich.

Die Drei-Minuten-Atemübung
Diese Übung ist perfekt für alle, die wenig Zeit, dafür viel Stress haben oder sich krank und kraftlos fühlen.

---

17 Weber, a. a. O., S. 271

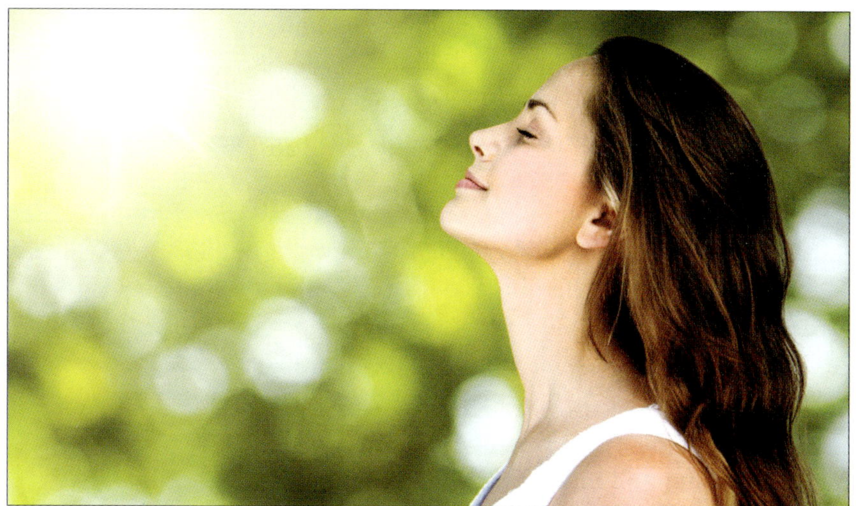

Und so wird's gemacht: Atmen Sie die nächsten drei Minuten ganz bewusst ein und aus und lächeln Sie während dieser Zeit. Lächeln entspannt, nicht allein die Gesichtsmuskeln, sondern den ganzen Organismus, selbst unsere Stimmung. Man kann nicht lächeln und gleichzeitig wütend sein.

Tief entspannt durch Atmen

Konzentrieren Sie sich einfach nur auf das Atmen: Einatmen – kleine Pause – Ausatmen, Einatmen – kleine Pause – Ausatmen, immer wieder und wieder. Wenn Ihnen zwischendurch irgendwelche Gedanken durch den Kopf gehen, nehmen Sie diese zur Kenntnis und lassen sie los. So erreichen Sie bald den Zustand einer meditativen Tiefenentspannung, wie er aus ganz unterschiedlichen Therapierichtungen bekannt ist und sich als ungewöhnlich heilsam bewährt hat.[18]

---

18 Das inzwischen weltweit verbreitete achtsamkeitsbasierte Programm zur Stressbewältigung wurde Ende der 70er Jahre von Jon Kabat-Zinn an der University of Massachusetts Medical School unter anderem zur Bewältigung von Schmerzen entwickelt. Bewährt hat es sich darüber hinaus bei den unterschiedlichsten chronischen Erkrankungen, selbst bei Krebsleiden, Depressionen und Schlafstörungen, vgl. Jon Kabat-Zinn: Gesund durch Meditation. Das große Buch der Selbstheilung mit MBSR, München 2013; Britta Hölzel/Christiane Brähler (Hrsg.): Achtsamkeit mitten im Leben. Anwendungsgebiete und wissenschaftliche Perspektiven, München 2015.

Mit der hier beschriebenen Atemübung können Sie sich in kürzester Zeit regenerieren und ruhig und gelassen werden, Stress abschütteln und neue Kraft tanken. Durch das Lächeln bekommen Sie außerdem gleich auch noch eine Extraportion gute Laune dazu geschenkt!

Tipp: Wenden Sie die Atemübung gleichzeitig mit dem Fingerströmen oder jeder beliebigen anderen Heilströmübung an! So können Sie die entspannende und heilsame Wirkung des Heilströmens insgesamt deutlich erhöhen.

Das Strömen besonderer Energiepunkte

Sandwich-Therapie und Dawos-Stellen

Die Dawos Stellen? Das klingt nach Schweizer Kurort. Doch gemeint ist: Da, wo's weh tut, also da, wo sich die schmerzende Stelle befindet. Genau dort liegt oft ein besonders geeigneter Ort für wirksame Hilfe durch Heilströmen. Bei Schmerzen im Knie beispielsweise legt man die Hände eine Zeitlang sanft auf beide Seiten des Knies. So kann die Energie zwischen den Händen fließen. Die Wirkung ist oftmals verblüffend. Hat man Schmerzen in der unteren Rückenregion, so legt man eine Hand auf die schmerzende Stelle im Rücken, die andere gegenüber auf den Bauch. Ähnlich kann man bei Kopfweh beide Hände gegenüberliegend am Kopf platzieren. Diese Technik wird auch als Sandwich-Methode bezeichnet, denn wie ein Sandwich zwischen zwei Brötchenhälften befindet sich der schmerzende Körperteil bei dieser Anwendung zwischen den beiden Händen.

Und so wird' gemacht: Legen Sie eine Hand auf die Dawos Stelle[19], da wo es weh tut. Die andere Hand legen Sie auf die gegenüberliegende Seite des Körpers. Lassen Sie Ihre Hände dort mindestens drei Minuten liegen, besser sind 15–30 Minuten, je nachdem wieviel Zeit

---

19 Zu dieser unter Heilström-Experten üblichen Scherz-Bezeichnung und ihrer Bedeutung s. Weber, a. a. O., S. 280

zur Verfügung steht und wie lange Sie die Anwendung annähernd bequem durchhalten können. Wenn Sie spüren, dass sich Ihr Körper zu verspannen beginnt, so beenden Sie die Übung und entspannen sich erst einmal. Je nach Intensität des Schmerzes und Dauer seines Bestehens wiederholen Sie die Übung, ruhig mehrfach am Tage, ganz nach Bedarf, bis sich der Schmerz auflöst. Das kann Tage, Wochen oder bei chronischen Leiden manchmal Monate dauern. Haben Sie Geduld mit sich. Heilung braucht oft Zeit, weil sie erst einmal Veränderungen in unserem Bewusstsein, dann aber auch in unserem Verhalten erfordert.

Bis zu der Einsicht, dass wir etwas in unserem Leben verändern müssen, geht manchmal viel Zeit ins Land. Um als notwendig erkannte Veränderungen auszuführen, brauchen wir noch einmal Zeit. Chronische Leiden sind meist Folge einer lang andauernden Fehlentwicklung.

Übrigens: Zur Dawos-Methode gehört auch das Kneifen jedes einzelnen Fingers, das Sie auf Seite 41 schon als Test kennengelernt haben, um herauszufinden, welcher Finger das Strömen besonders nötig braucht. Sie erinnern sich: Kneifen Sie jeden Finger an der Wurzel des Handtellers kräftig mit dem Daumen und Zeigefinger der anderen Hand. Der Finger, der am meisten weh tut, hat das Strömen am dringendsten nötig.

Joggen für Bewegungsmuffel

Die folgende Übung gilt als ausgesprochener Muntermacher. Sie wirkt ähnlich belebend wie Joggen. Nur kann man sie ohne großen Bewegungsaufwand schnell und unauffällig anwenden. Sie unterstützt alle Körperfunktionen, bringt vor allem Wachheit, Energie und Klarheit. Wenn Sie sich ausgebrannt und körperlich, emotional oder geistig erschöpft fühlen oder ständig müde und reizbar sind, ist das Strömen der Regenerationspunkte wahrscheinlich für Sie genau das Richtige! Bei täglicher Anwendung bringt das «Joggen für Faule» (so nennen Heilströmexperten diese Übung), schnell neue Kraft und Energie. Natürlich sollte diese Anwendung Sie nicht davon abhalten, sich trotzdem regelmäßig genügend an der frischen Luft zu bewegen.

Kinder wenden diese Übung oft instinktiv an, indem sie sich auf ihre Hände setzen. Sie fördert innere Ruhe und Harmonie. Gleichzeitig erhöht sie die geistige Wachheit und Konzentrationsfähigkeit.

Auf der Körperebene wirkt diese Anwendung gegen Abgeschlagenheit, bei Stoffwechselstörungen, Immunschwäche, Blutdruck- und Kreislaufproblemen und zu hohem Cholesterinspiegel. Sie hilft, den Körper zu entgiften und zu regenerieren.

Und so wird's gemacht: Die beiden Energiepunkte befinden sich auf den beiden Sitzbeinhöckern der rechten und linken Gesäßhälfte. Legen Sie die rechte Hand leicht auf den rechten Sitzbeinhöcker und die linke Hand auf den linken Sitzbeinhöcker. Am einfachsten lässt sich

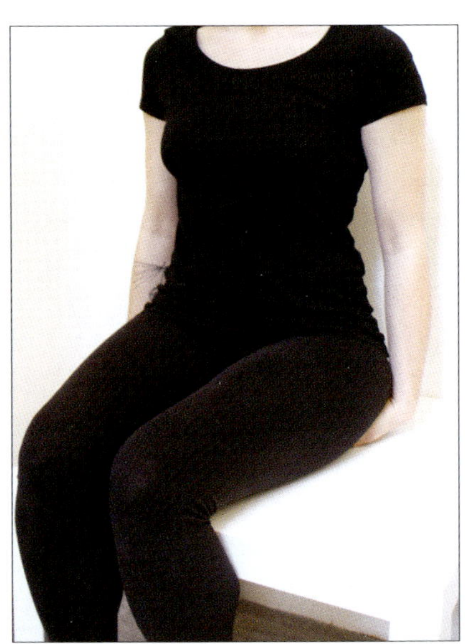

Energiepunkte an beiden Sitzhöckern strömen – Übung im Sitzen

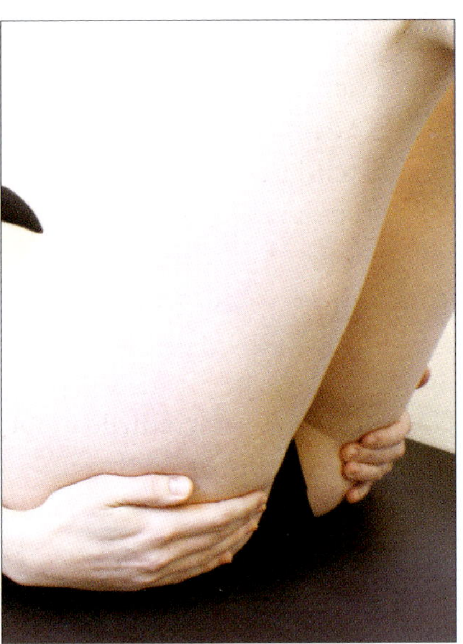

Die gleiche Übung im Liegen – beide aktivieren Energie ohne Bewegungsaufwand

diese Übung durchführen, wenn Sie sich auf Ihre Hände setzen, so dass ihre Fingerspitzen dort liegen, wo Sie die beiden Sitzbeinhöcker spüren.
Diese Übung können Sie auch im Liegen anwenden, wenn Sie mit leicht angewinkelten Beinen auf dem Rücken liegen. Legen Sie Ihre linke Hand auf die linke Pobacke und Ihre rechte auf die rechte Pobacke, dort wo Sie die beiden Sitzbeinhöcker fühlen können.
Halten Sie diese Position mindestens drei Minuten, es dürfen ruhig auch 15 oder 20 Minuten sein.

Freude strömen

Dass Lachen Medizin ist, weiß man seit Langem. Doch bei uns scheint das Wissen um die Heilkraft des Humors in Vergessenheit zu geraten. In den alten tibetanischen Klöstern gab es eine feste Gewohnheit: Jeder Mönch hatte morgens vor dem Aufstehen erst einmal kräftig über sich selbst zu lachen. Beim Lachen entspannen sich die Gesichtsmuskeln. Niemand kann lachen und gleichzeitig wütend sein. In den USA kümmern sich Lachtherapeuten wie der weltweit bekannte Arzt und Clown Patch Adams in den Krankenhäusern darum, die Heilkraft der Patienten durch Lachen zu stärken: eine therapeutische Methode, die auch in Europa inzwischen anerkannt und zunehmend verbreitet ist. Wenn die Menschen in den westlichen Industrienationen bei all ihrem Stress schon das Lachen verlernen und Depressionen sich zur Volkskrankheit Nr. 1 entwickeln, so ist es dringend an der Zeit, etwas dagegen zu tun. Heilströmen ist eine Möglichkeit, eine recht wirksame und leicht anwendbare dazu. Natürlich gibt es außerdem noch andere Wege zum Glück. Sie reichen von der Ernährung über Lichttherapie, den Einsatz spezieller Geräte, bis hin zum «Glücksdenken». Etliche davon habe ich in meinem Buch «Endlich gut drauf! Wie Sie Ihre Glückshormone natürlich anregen»[20] beschrieben. Das vorliegende Buch fügt eine weitere «Glücksmethode» mit besonderer Wirksamkeit hinzu.

---

20 Mankau Verlag, 2. Auflage, Murnau a. Staffelsee 2014

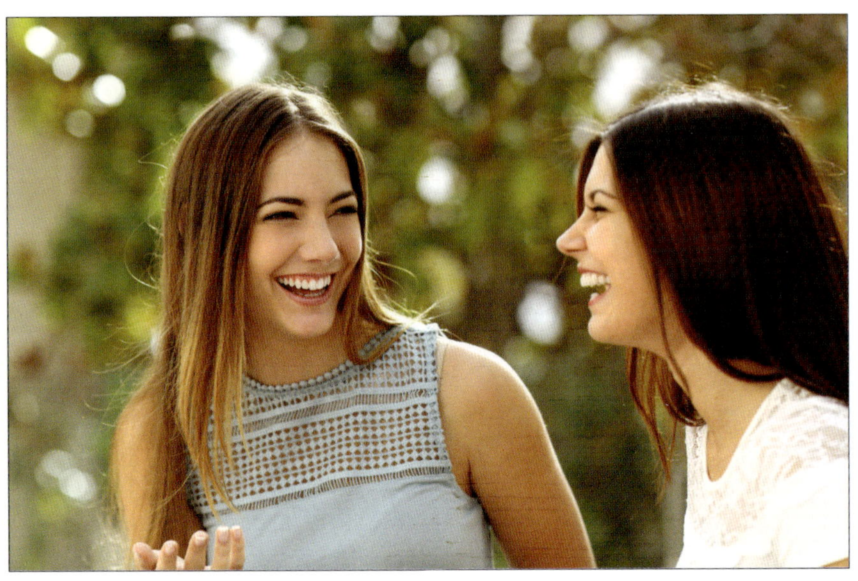

Wenn Sie Ihre Hände in die Leistengegend legen, setzen meist schon bald feine Schwingungen und Vibrationen ein, die den ganzen Körper durchströmen, den Stoffwechsel anregen und für heitere Stimmung sorgen. Mit dieser Übung stärken Sie Ihr gesamtes Immunsystem. Alle Körperfunktionen werden belebt, und die Psyche wird gestärkt. Dem Leistenbereich nahe befinden sich die Sexualorgane. Sie regeln die Zeugungs- und Schöpferkraft und unsere Kreativität. Die Energieleitbahnen, die den Urogenitalbereich versorgen, sind zugleich Gehirnströme, die für unsere Gestaltungskraft und unsere Denkleistungen verantwortlich sind. Sie gelten als Ausdruck unserer zentralen Lebensenergie.

Auf der Körperebene hilft diese Übung bei Bauch- und Verdauungsbeschwerden, bei Problemen mit den Füßen, den Fußgelenken und Knien, Krampfadern, Herzrhythmusstörungen, Knochenbrüchen, Verstauchungen, Gicht, Rückenschmerzen und in der Heilungsphase nach Operationen.

Psychisch hilft sie bei der Anpassung an neue Lebenssituationen, wenn man sich unglücklich fühlt, sowie bei Erschöpfung und Burnout-Zuständen. Sie erleichtert, die alltäglichen Probleme nicht allzu ernst zu nehmen und über sich selbst lachen zu können. Sie nimmt seelische Last vom Rücken und ermöglicht, wieder aufrecht zu gehen.

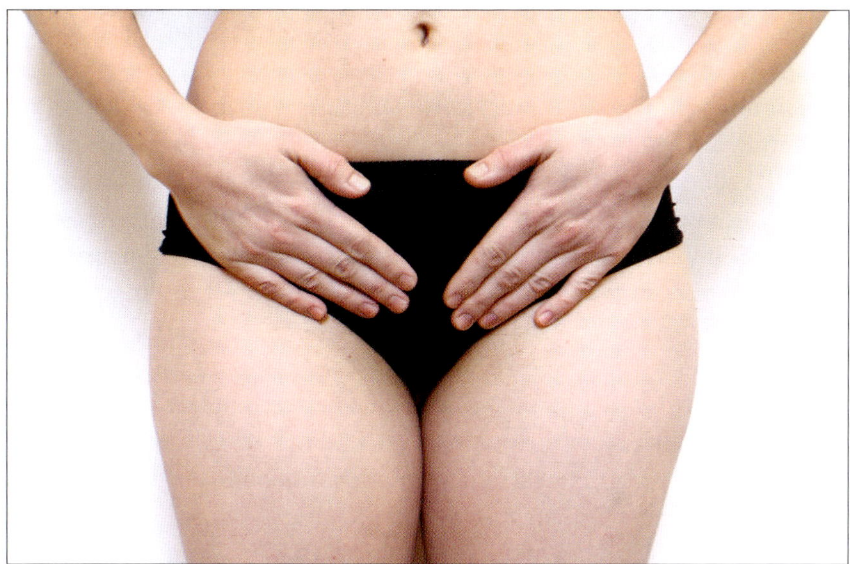

Und so wird's gemacht: Legen Sie Ihre rechte Hand in die rechte Leistenbeuge. Die linke Hand legen Sie in die linke Leistenbeuge. Am besten nehmen Sie sich für diese Übung 15–20 Minuten Zeit, mindestens aber drei Minuten.

Die Übung: Beide Hände in die Leisten legen, bringt Freude und ein wenig spielerische Leichtigkeit ins Leben, wenn uns das Lachen abhanden kommen will.

Heilungsberichte

Die in diesem Kapitel wiedergegebenen Berichte stammen, soweit keine andere Quelle genannt ist, aus einer Testserie, die wir zusammen mit Seminarveranstaltungen über Heilströmen in unserem «Arbeitskreis: Gesund leben» durchgeführt haben. Die hier wiedergegebenen Einzelfallstudien können und wollen keinesfalls eine auf breiter Basis angelegte, dringend notwendige wissenschaftliche Studie über die Wirkungen des Heilströmens ersetzen. Doch sie spiegeln andererseits authentische Einzelschicksale wider, die in ihren biografischen Details manchmal aufschlussreicher sind als jede anonymisierte und kontrollierte Doppelblindstudie.

Schlafstörungen, Migräne, zu hohe Diabetes-Werte, Knieprobleme, Stauungen in den Beinen, schlechte Laune

Gleich über ein ganzes Bündel von Heilungserfolgen (noch dazu zum Schmunzeln!) berichtet die Heilpraktikerin und Heilströmexpertin Friedl Weber, nachdem sie den Nonnen eines Klosters Unterricht im Heilströmen gegeben hatte. Als sie ein Jahr später wieder einen Kurs bei den Schwestern gab, hatten diese angesichts ihres voll ausgefüllten Tagesplans morgens statt des Rosenkranzes stärker ihre Finger gehalten. Die Nonnen berichteten über inzwischen eingetretene Gesundheitserfolge: Die eine schlief besser, die andere litt seltener unter Migräne, Diabetes-Werte waren gesunken, ein Knie ließ sich besser bewegen, die Beine fühlten sich nicht mehr so gestaut an. Eine der Ordensschwestern vertraute ihr – ein wenig verschämt hinter vorgehaltener Hand – an, es gehöre sich für eine Ordensfrau ja eigentlich nicht, schnell sauer zu sein, aber sie sei es doch recht oft gewesen, und durch das Fingerhalten habe sich ihre Laune deutlich gebessert.[21]

Rückenschmerzen nach Bandscheibenvorfall

Hellmut, 62 Jahre: «Meine Ärzte sagen mir schon lange, dass meine Wirbelsäule Schrott ist. Auf ihren CT-Aufnahmen erkennen sie offenbar die Reste eines alten Bandscheibenvorfalls und mehrere Protrusionen (Ausbuchtungen) der Bandscheiben. Eigentlich sollte ich schon vor zwanzig Jahren deswegen operiert werden, weil ich unter Taubheitsgefühlen im Bein litt. Bis jetzt habe ich mich mit Gymnastik, Hanteltraining und Krankengymnastik über die Runden retten können. Doch die Rückenschmerzen kommen immer mal wieder.

Seit einigen Monaten versuche ich es nun mit Heilströmen, und ich muss sagen: Es bringt eine Menge. Neulich wusste ich vor Schmerzen nachts nicht, wie ich liegen sollte. Da fiel mir die «Sandwichübung» ein. Ich legte eine Hand auf das Schambein, die andere auf den Rücken dorthin, wo die Schmerzen am stärksten waren. Nach einer halben Stunde waren die Schmerzen wie weggeblasen. Grund genug für mich, weiter zu üben! Ich rechne mit weiteren Fortschritten.»

---

21 Weber a. a. O., S. 197 f.

Schlafstörungen, Herzklopfen

Karlheinz J., 54 Jahre: «Ich leide schon seit mindestens zehn Jahren unter Schlafstörungen. Jede Nacht erwache ich schweißgebadet mit Herzklopfen und liege dann mehrere Stunden wach. Am Morgen fühle ich mich wie gerädert und brauche meist mehrere Stunden, bis ich einigermaßen ansprechbar und im Beruf einsatzfähig bin, wo ich als Werksleiter viel um die Ohren habe. Mein Hausarzt hat offenbar keine Lösung für mich. ‹Schlafmittel machen süchtig›, sagt er. Die üblichen Naturmittel wie Baldrian, Hopfen, Melisse und ähnliche Kräuter habe ich ohne Erfolg durchprobiert.

Durch meine Frau erfuhr ich rein zufällig, dass im *Arbeitskreis: Gesund leben*, in dem sie aktiv ist, eine Versuchsreihe zu japanischem Heilströmen läuft. Sie meinte, ich sollte da doch mal mitmachen, das könnte was gegen Schlaflosigkeit sein. Sie brachte mir Unterlagen und Bilder von den Übungen mit, die man da machen soll. Ich war zuerst ziemlich skeptisch, habe mich dann aber doch entschlossen, an einem Versuch teilzunehmen, weil ich dachte: ‹Wenn ich schon nachts schlaflos herumliege, dann kann ich wenigstens was tun, was vielleicht sinnvoll ist.› Schon nach den ersten Übungen ging es mir deutlich besser. Ich wurde ruhiger, auch tagsüber, und hatte nachts weniger Herzklopfen. Inzwischen sind drei Monate vergangen. Ich schlafe deutlich besser. Zwar immer noch nicht die ganze Nacht durch. Doch ich werde mit dem Üben auf jeden Fall weitermachen.»

Arthrose im Knie, Allergien

Agnes F., 46 Jahre: «Eigentlich habe ich mit dem Heilströmen angefangen, weil ich etwas gegen meine Arthrose im Knie tun wollte. Das hat funktioniert. Ich kann jetzt wieder viel besser Rad fahren. Aber noch viel mehr freue ich mich darüber, dass ich in diesem Frühjahr zum ersten Mal kaum Probleme mit der Pollenallergie gehabt habe. Da ich sonst nichts anderes eingenommen habe, kann es eigentlich nur durch das Heilströmen besser geworden sein, das ich seit dem vergangenen Herbst regelmäßig jeden Tag anwende. Dieser Erfolg ist ganz nebenbei und wie von selbst eingetreten. Ich bin sehr dankbar dafür.»

Angstträume, depressive Störungen

Vera K., 47 Jahre: «In den ersten Wochen, nachdem ich mit dem Heilströmen angefangen hatte, ist mir aufgefallen, dass ich nachts öfters heftig träumte. In meinen Träumen tauchten allerlei merkwürdige Schattengestalten auf, von denen ich mich bedroht fühlte. Beim Aufwachen war ich dann schweißgebadet.

Doch am Tage fühlte ich mich erstaunlich gut. Mir ging es viel besser als sonst. Seit einigen Jahren habe ich oft unter Depressionen gelitten. Ich mochte morgens nicht aufstehen und sah den ganzen Tag über alles grau in grau. Inzwischen ist meine Stimmung deutlich besser geworden. Ich ströme jetzt seit ungefähr einem halben Jahr und werde weitermachen...»

Kopfschmerzen, kalte Füße

Christa W., 35 Jahre: «Seit meiner Kindheit leide ich unter Kopfschmerzen. Oft hängt das mit Wetterwechseln zusammen, auch mit Stress und Aufregung und mit der Monatsregel. Früher habe ich Schmerzmittel dagegen eingenommen. Inzwischen versuche ich, nur noch mit Naturheilmitteln auszukommen, weil ich nicht gern meine Nieren schädigen möchte. Seit rund sieben Monaten behandle ich mich selbst mit Heilströmen. Seitdem geht es mir sehr viel besser. Die Kopfschmerzen treten seltener auf. Und mir fällt auf, dass ich nicht mehr ständig unter kalten Füßen leide, was sonst fast immer der Fall war, im Sommer wie im Winter.»

Müdigkeit, Erschöpfung

Andrea E., 42 Jahre: «Ich hatte den ganzen Tag lang viel Stress um die Ohren gehabt, einen Termin nach dem anderen, und keine Mittagspause.

Ausgerechnet für diesen Abend hatte meine Freundin Theaterkarten besorgt. Sie meinte, da müssten wir unbedingt hingehen. Ich hätte am liebsten abgesagt und statt dessen die Füße hochgelegt. Doch die Karten wären wir so kurzfristig nicht mehr losgeworden. Also zog ich mich zu Hause nur kurz um und fuhr wieder los.

Im Theater merkte ich dann doch deutlich meine Erschöpfung. Da fiel mir ein, dass ich in einem Kurs über japanisches Heilströmen eine

Übung gelernt hatte, die gegen Müdigkeit helfen soll. Ich setzte mich auf meine Hände. Schon nach ein paar Minuten war ich wieder richtig fit. Es wurde ein sehr interessanter Abend.»

Kreislaufprobleme, Bluthochdruck, altersbedingtes Nachlassen der Kräfte

Hilde K., 79 Jahre: «Seit 1 1/2 Jahren ströme ich nun schon, und es geht mir immer besser und noch besser. Dabei werde ich im November 80 Jahre. Mein Kreislauf ist jetzt völlig in Ordnung, mein Blutdruck normal. Ich fühle mich heute weit frischer als in früheren Jahren und bin voll Energie.»

Nervliche Anspannung, Gefühl von beruflicher und privater Überforderung

Ursula B., 44 Jahre: «Beruflich wie privat fühle ich mich schon seit Jahren sehr angespannt und nervlich überfordert. Ich suche seit langem nach einer Lösung, um gelassener zu bleiben. Durch eine Bekannte habe ich vom Heilströmen erfahren. Sie hat mir auch ihre schriftlichen Unterlagen gegeben. Damit übe ich jetzt seit rund acht Monaten. Schon nach kurzer Zeit fiel mir auf, dass ich viel ruhiger blieb, auch dann, wenn es um mich herum hoch her ging.»

Fieberkrämpfe bei Zweieinhalbjährigem

Karina, 30 Jahre: «Unser Sohn Max, zweieinhalb Jahre alt, leidet öfters unter Fieberkrämpfen. Seit ich ihn mit Heilströmen behandle, beruhigt er sich schneller und ich meine, dass die Krämpfe inzwischen auch kürzer und nicht so heftig auftreten. Ich komme jedenfalls mit weniger Zäpfchen aus.»

Prüfungsangst

Paula, 17 Jahre: «Vor jedem Test, den wir in der Schule schreiben, war ich so aufgeregt, dass ich manchmal kaum einen klaren Gedanken fassen konnte, obwohl ich zu Hause gründlich geübt und auch alles verstanden hatte. Meine Mutter hat mir Heilströmen beigebracht. Seitdem bin ich bei den Tests viel ruhiger und die Ergebnisse sind deutlich besser geworden.»

Lern- und Konzentrationsstörungen (ADHS)
Daniela, 34 Jahre: «Ich unterrichte an einer Grundschule Kinder eines 3. Jahrgangs. Die Klasse war bis vor kurzem ziemlich schwierig. Etliche Kinder kommen aus einem sozialen Brennpunkt. Bei zwei Jungen ist ADHS ärztlich diagnostiziert und Ritalin verordnet worden. Beiden Kindern fällt es schwer, sich länger auf eine Aufgabe zu konzentrieren und still zu sitzen. Ich selbst habe bei mir persönlich und bei meiner Familie gute Erfahrungen mit Heilströmen gemacht. Deshalb arbeite ich nach Rücksprache mit den Eltern der Klasse seit drei Monaten versuchsweise mit Heilströmen im Unterricht. Ich übe jeden Tag ungefähr eine Viertelstunde vor Beginn des Unterrichts, manchmal auch erst später am Vormittag, wenn ich bei den Kindern Ermüdungserscheinungen feststelle. Der Erfolg ist eindrucksvoll. Die Klasse ist insgesamt sehr viel ruhiger und konzentrationsfähiger geworden. Etliche Eltern berichten, dass ihre Kinder zu Hause «weniger hibbelig und nervös» sind als bisher. Einige Mütter fragten mich, wo man «als Erwachsener selbst so etwas lernen kann.»

Häufig gestellte Fragen

Frage: Genügt es, einzelne Finger zu halten oder ist es besser, das volle Programm der Heilström-Übungen anzuwenden?
Diese Frage wird sehr häufig gestellt. Eine allgemein gültige Antwort darauf gibt es nach den bisher vorliegenden Erfahrungen nicht. Jeder muss letztlich selbst entscheiden, wie er vorgeht und wieviel Zeit und Mühe er investieren will. Beim Heilströmen führen viele Wege zum Ziel. Meist lassen sich Energieblockaden allein schon durch die Fingerübungen auflösen. Vielleicht dauert das Ganze ein wenig länger als bei zusätzlichem Anwenden von Dawos-Übungen oder des vollen Programms zum Harmonisieren des Zentral-Energiestroms und weiteren Spezial-Übungen.

Frage: Darf man Heilströmen in der Schwangerschaft und bei ernsthaften Erkrankungen wie Krebs, Schlaganfällen oder Herzinfarkten anwenden?
Ja, das Strömen ist auch nach Operationen, Unfällen oder bei schweren Erkrankungen ergänzend zur ärztlichen Behandlung sinnvoll einsetzbar.

Der Heilungsprozess verläuft dann oft sehr viel schneller und komplikationsloser. Schwangerschaft ist kein Hindernis. Sie ist keine Krankheit und verläuft mit Hilfe des Heilströmens häufig beschwerdefreier.

Frage: Wie lange sollte die Selbstbehandlung mit Heilströmen fortgesetzt werden?
Für die Anwendung des Heilströmens gibt es keine feste zeitliche Begrenzung. Die Selbstbehandlung ist dauerhaft möglich. Natürlich kann man zwischendurch auch längere Zeitabschnitte hindurch Pausen einlegen oder sogar ganz mit dem Strömen aufhören, wenn ein gewünschter Behandlungserfolg eingetreten ist. Bei länger bestehenden Krankheitssymptomen sollten Sie immer auch ärztliche Hilfe in Anspruch nehmen.

Frage: Wirkt das Heilströmen dauerhaft?
Solange die Ursache nicht endgültig behoben ist, kann es vorkommen, dass die Beschwerden erneut auftreten. Manchmal ist es notwendig, die Ursachen der Störung zu erkennen, damit Heilung geschehen kann. Doch oft verschwinden Probleme beim Heilströmen wie von selbst, einfach weil sich unsere Sichtweise verändert, wir z. B. das Leben positiver sehen und dadurch weniger unter düsteren Stimmungen leiden.

Frage: Kann es beim Heilströmen zu Erstverschlimmerungen kommen?
Wie auch andere Naturheilverfahren kann das Heilströmen in seltenen Fällen dazu führen, dass sich vorhandene Beschwerden erst einmal für kurze Zeit verstärken. Manchmal tritt anfangs auch ein starkes Kribbeln oder Ziehen, oft an ganz verschiedenen Stellen des Körpers auf, die scheinbar nichts mit den vorhandenen Beschwerden zu tun haben. Solche Reaktionen sind ein Zeichen, dass sich Energieblockaden lösen. Oft hilft es, das Strömen einfach weiter wie bisher anzuwenden, bis diese Empfindungen nachlassen. Wenn Sie es nicht länger aushalten können, lassen sie den Punkt, den sie gerade behandeln, einfach los. Nach wenigen Minuten ist dann nichts Unangenehmes mehr zu spüren.

Die meisten Menschen berichten von angenehmen Empfindungen während oder nach dem Strömen. Sie fühlen sich körperlich und emotional einfach besser, wohlig warm und entspannt.

Frage: Können beim Heilströmen unerwünschte Nebenwirkungen auftreten? Was kann man dagegen tun?
Durch die tief entspannende Wirkung des Heilströmens ensteht manchmal zu Beginn der Behandlung ein erhöhtes Schlafbedürfnis. Dem sollten Sie nachgeben und dem Körper die Ruhe geben, nach der er verlangt. Mitunter lösen sich Muskelverspannungen, was sich als kurzes Stechen an jeder beliebigen Stelle des Körpers bemerkbar machen kann. Gelegentlich riecht der Urin oder auch der Schweiß zu Beginn der Heilströmbehandlung stärker, wenn sich Ablagerungen oder Gifte lösen oder Gewebe sich regeneriert. Um solche Abfallstoffe besser ausschwemmen zu können, sollte man anfangs mehr als sonst trinken. Empfohlen werden zwei Liter Wasser oder Kräutertee pro Tag.

Die wichtigsten Einsatzgebiete von A bis Z

In diesem Kapitel finden Sie eine Übersicht über Gesundheitsprobleme von A bis Z, bei denen sich das Heilströmen, insbesondere das Strömen der Finger, bewährt hat. Das Verzeichnis stützt sich auf bisher aus der Fachliteratur vorliegende Erfahrungen.[22] Doch es erhebt keinen Anspruch auf Vollständigkeit. Die Wirkung des Heilströmens ist noch längst nicht an allen Krankheiten erprobt worden. Andererseits gibt es grundsätzlich kaum ein Krankheitsbild, bei dem die Anwendung des Heilströmens nicht wenigstens unterstützend von Nutzen wäre.

Ein paar grundsätzliche Tipps und Hinweise zu den Anwendungen:

- Die empfohlenen Fingerübungen wirken am besten, wenn sie jeweils an der rechten und der linken Hand angewandt werden.
- Halten Sie jeden Griff mindestens drei Minuten lang. Bei akuten oder chronischen Beschwerden sollte jede einzelne Anwendung 10–20 Minuten dauern. Günstig für den Heilungserfolg ist es, wenn Sie die Übungen möglichst mehrmals am Tag wiederholen. Eine Stunde pro Tag zum Finger halten zu verwenden, ist sinnvoll in Ihre Gesundheit investierte Zeit!

---

22 vgl. hierzu vor allem Kessler/Kührt, a. a O., S. 80 ff.

- Die Wirkung der in diesem Buch beschriebenen Fingerübungen lässt sich oft deutlich verstärken, wenn man sie zusammen mit weiteren hier dargestellten Übungen anwendet, z. B. mit der Zentralstromübung, der Atemübung, den Mudras oder auch, indem man sämtliche Finger nacheinander statt nur einzelner Finger strömt.
- Das Heilströmen ersetzt nicht die ärztliche Diagnose und Therapie. Doch es unterstützt alle medizinischen Behandlungen.

Die zu den folgenden Gesundheitsstörungen angegebenen Heilströmübungen sind jeweils Mittel der erster Wahl. Wenn Sie das volle Programm der in diesem Buch beschriebenen Anwendungen einsetzen, können sie deren Wirkung unterstützen und oftmals deutlich verstärken. In jedem Falle gibt Ihnen der auf Seite 41 beschriebene Schnelltest Aufschluss darüber, welche Finger Sie strömen sollten, um aktuell den günstigsten Erfolg zu erreichen. Zusätzliche Informationen über einzelne Krankheiten und ihre Behandlung können Sie auch über das alphabetisch geordnete Register auf Seite 79 bekommen.

Hinweis: Falls Sie unter Krankheitsbeschwerden leiden, sollten Sie in jedem Falle einen Arzt oder Heilpraktiker aufsuchen, zu dem Sie Vertrauen haben. Das Heilströmen kann ergänzend eingesetzt werden.

Gesundheitsstörung	Heilströmübung
Aggressionen	Mittelfinger halten
Allergien	Daumen halten
Ängste	Zeigefinger halten
Beine, schwere	Erst Mittelfinger, danach Zeigefinger halten
Blasenbeschwerden (Blasenentzündung, Blasenschwäche oder Reizblase, Bettnässen, Inkontinenz)	Zeigefinger halten
Bronchitis (Husten, Asthma)	Ringfinger halten
Depressive Verstimmung	Herausfinden, was einen niederdrückt
	Erst die Zeigefinger, dann die kleinen Finger halten
Erbrechen	Daumen halten
Erkältung	Mittelfinger halten

Gesundheitsstörung	Heilströmübung
Erschöpfung	Erst die Daumen, dann die kleinen Finger halten
Fieber	Alle Finger nacheinander strömen
Gallenprobleme	Mittelfinger halten
Gelenkbeschwerden	Zeigefinger halten
Gicht	Erst die Mittelfinger, dann die Zeigefinger halten
Hautprobleme (Akne, Ekzeme, unreine Haut, Neurodermitis)	Erst die kleinen Finger, dann die Daumen halten
Herzbeschwerden (Herzschwäche, -rasen, -stolpern)	Ärztliche Abklärung ist unbedingt erforderlich!
	Unterstützend: kleine Finger halten
Hyperaktivität und Aufmerksamkeitsstörungen	Daumen halten
Immunsystem, geschwächtes	Ringfinger halten
Krampfadern	Erst die Mittelfinger, dann die kleinen Finger halten
Kopfschmerzen	Alle Finger nacheinander halten
Magenbeschwerden (Magen-Darm-Infektionen, Übelkeit, auch beim Reisen)	Daumen halten
Meniskusprobleme	Das Knie mit beiden Händen seitlich halten
	Die Daumen, dann die Zeigefinger halten
Nackenverspannungen	Mittelfinger halten
Nasenbluten	Ringfinger halten
Prämenstruelle Beschwerden (Stimmungsschwankungen, Reizbarkeit, Spannungen und Kopfschmerzen vor der Regel)	Mittelfinger halten
Rheumatische Beschwerden	Erst die Zeigefinger, dann die Mittelfinger halten
Rückenschmerzen	Erst die Zeigefinger, dann die kleinen Finger halten
Schlafprobleme (Einschlaf- und Durchschlafstörungen)	Daumen halten
Schnupfen (Nasennebenhöhlenprobleme)	Daumen halten
Schwindel	Erst die Daumen, dann die Zeigefinger halten

Gesundheitsstörung	Heilströmübung
Verstauchungen (Zerrungen, Überdehnung der Gelenkbänder)	Beide Hände dort auflegen, wo der Schmerz sitzt
	Erst die Zeigefinger, dann die Daumen halten
Verstopfung	Viel Obst, Gemüse und ballaststoffreiche Nahrung essen
	Kleine Finger halten
Wechseljahrebeschwerden (Hitzewallungen, Schweißausbrüche)	Mittelfinger halten
Wunden (schlecht heilende oder eiternde)	Hände über die Wunde halten
	Daumen halten

Heilströmen mit Partnern und Freunden

Sobald Sie selbst positive Erfahrungen mit dem Heilströmen erlebt haben, wird bei Ihnen der verständliche Wunsch bestehen, auch andere Ihnen nahe stehende Menschen zu strömen, zum Beispiel Ihre Partnerin bzw. Ihren Partner, gute Freunde oder Ihre Kinder. Dazu brauchen Sie nicht zu warten, bis jemand in Ihrem Umfeld krank wird. Mit dem Heilströmen können Sie jederzeit beginnen. In gesunden Zeiten schaffen Sie damit mehr Nähe zu den Menschen, die Sie mögen. Heilströmen verbindet. Ihre Partnerin, Ihr Partner, Ihre Kinder oder Freunde profitieren dabei ebenso wie Sie selbst. Das Wunderbare am Heilströmen ist: Sobald man einen anderen Menschen behandelt, wird man zugleich selbst mit der Heilenergie durchströmt und kann regenerieren. Durch den Körperkontakt entwickelt sich zugleich mehr Vertrautheit. Eine von Ruhe bestimmte, annehmende, positive Atmosphäre entsteht, die man bald nicht mehr missen möchte. Heilströmen ist ein Grundbeitrag zu einem selbstbestimmten, erfüllten, glücklichen Leben in Gesundheit. Und für ein wenig erotisches Knistern in jeder von Alltagsroutine belasteten Partnerschaft sorgt das Strömen allemal!

Tipps zum Heilströmen mit anderen

Hier finden Sie ein paar Hinweise, worauf Sie achten sollten, damit das Heilströmen für alle Beteiligten zu einem vollen Erfolg wird.

Entspannte Haltung

- Die Person, die Sie strömen wollen, sollte entspannt sitzen oder liegen.
- Sie selbst nehmen am besten ebenfalls eine bequeme Position ein, in der Sie es für die Dauer der Übung gut aushalten können.
- Wenn Sie zwischendurch Verspannungen oder Schmerzen spüren, ist es gut, die Übung zu unterbrechen, sich zu lockern, die Hände auszuschütteln, sich jedenfalls wieder zu entspannen. Danach können Sie die Übung sofort oder erst zu einem späteren Zeitpunkt fortsetzen, ganz wie Sie es als richtig empfinden.

Wenn man sich selbst nicht wohl fühlt

Andere strömen können Sie auch dann, wenn es Ihnen selbst gerade mal nicht so gut geht. Sie geben mit Ihren Händen ja nur Starthilfe, wie mit einem Kabel. Sie arbeiten nicht mit Ihrer eigenen Lebensenergie. Wenn also mal die ganze Familie erkältet ist, kann gegenseitiges Strömen dennoch hilfreich sein.

Der äußere Rahmen

Beim Heilströmen mit anderen Menschen sollten Sie sich in einem angenehm warmen, geschützten Raum befinden, in dem Störungen von außen möglichst ausgeschlossen sind. Stellen Sie sicher, dass Telefon oder Handys nicht klingeln und Sie durch Besucher oder Haustürklingeln nicht gestört werden.

Falls sich jedoch einmal eine Unterbrechung des Strömens nicht vermeiden lässt, so ist das kein Beinbruch; Sie können jederzeit das Strömen dort wieder aufnehmen, wo sie es unterbrochen haben.

Heilströmen mit Kindern

Beim Heilströmen schenken Sie Ihren Kindern Zeit, und damit das Kostbarste, was Sie ihnen geben können. Zugleich lindern Sie Beschwerden, fördern die Heilung, geben Zuneigung und Trost, stärken die körpereigene Krankheitsabwehr und die Eltern-Kind-Beziehung überhaupt.

Heilströmen bei Babys

Eine ganze Reihe von Berichten bestätigt: Schon bei Säuglingen bewährt sich Heilströmen. Am besten legen Sie Ihre Hände auf die schmerzende Stelle oder strömen Sie die Körper-Mittellinie, mit der Sie den Hauptzentralstrom als wichtigen Lebensenergie-Versorger erreichen (Seite 50). Oft beruhigen sich Babys dabei schnell und fühlen sich spürbar wohler.

Kinder motivieren

Ältere Kinder nehmen die Berührung beim Heilströmen meist gut an und reagieren günstig darauf. Heilströmen lässt sich zusätzlich zu jeder ärztlichen Behandlung anwenden. Sie können damit keinen Schaden anrichten und brauchen keinerlei Nebenwirkungen zu befürchten.

Günstig ist, die Kinder beim Heilströmen möglichst früh mit in das Geschehen einzubeziehen, ihnen zu erklären, was da geschieht und welche günstigen Wirkungen sie erwarten können. So fördern Sie die Motivation, mitzumachen und schaffen eine positive Erwartungshaltung. Kinder sind – mit Recht – neugierig und im Allgemeinen bereit, bei «spannenden» Erfahrungen mitzuwirken. Krank sein ist für sie ein Zustand, den sie meist lieber schnell hinter sich bringen möchten; abgesehen von wenigen Ausnahmen, bei denen das Kranksein für sie mehr Vor- als Nachteile mit sich bringt.

Regen Sie Ihre Kinder dazu an, sich zum Beispiel durch Halten der einzelnen Finger selber zu strömen! So lernen die Kinder früh, die Signale ihres Körpers zu verstehen, darauf zu antworten und ihre Gesundheit im wahrsten Sinne des Wortes in die eigenen Hände zu nehmen.

Heilströmen in Schule und Kita

Wünschenswert wäre, Heilströmen fest in das Lernprogramm an Kindertagesstätten und Grundschulen aufzunehmen. Gesundheitserziehung ist ein dringendes Anliegen unserer Gesellschaft. Denn was nutzt es, die Gehirne unserer Kinder auf Hochleistung zu trainieren, wenn sie ihrem Körper Gesundheitsschäden zufügen, indem sie ihn falsch ernähren und ihn durch Bewegungsmangel vernachlässigen. Experten warnen vor immer stärker schon bei Kindern auftretenden Gesundheitsstörungen wie Fettleibigkeit, Diabetes, unterschiedlichsten Verhaltensauffälligkeiten und Depressionen. Hier kann Heilströmen als wirksame Maßnahme zur Vorbeugung und Heilung von Körper und Seele eine entscheidende Rolle spielen. Die Schulen wehren sich verständlicherweise dagegen, immer neue Aufgaben aufgebürdet zu bekommen. Aber wer sonst, wenn nicht sie, könnte wirklich rechtzeitig zum Erlernen einer menschengerechten Lebensweise beitragen? Kinder lernen das Heilströmen meist noch schneller als Erwachsene, deren Leben manchmal stärker von langjähriger Gewohnheit geprägt wird.

Durch Heilströmen in Schulen und Kindertagesstätten ließe sich mit hoher Wahrscheinlichkeit ein stressfreieres Lernen in entspannter Atmosphäre erreichen, das außerdem noch effektiver ist, da es erkennbar zu stärkerer Konzentrationsfähigkeit führt. Außerdem kann Heilströmen, wie bisherige Erfahrungen zeigen, die Lernausdauer erhöhen und Lernstörungen wirksam begegnen. Vor allem bei der Lern- und Konzentrationsstörung ADHS, dem so genannten «Zappelphilippsyndrom», konnten nach Berichten von Grundschullehrerinnen gute Erfolge beobachtet werden. Dem *Arbeitskreis: Gesund leben* hierzu vorliegende Einzelfallbeobachtungen ersetzen selbstverständlich keine wissenschaftlichen Forschungsergebnisse. Solche wären zwar wünschenswert, doch bislang liegen sie noch nicht vor. Bei Kindern ist die Zahl der ADHS-Diagnosen innerhalb von fünf Jahren um 42 Prozent gestiegen. Behandelt wird die Störung immer öfter mit Ritalin, einem Pharma-Medikament, das bei Langzeitbehandlungen zu bedenklichen Nebenwirkungen führen kann.[23]

Heilströmen mit Tieren

Heilströmen ist eine einfache, sehr wirkungsvolle Möglichkeit, auch bei Haustieren die Lebensenergie wieder in Harmonie zu bringen, die Selbstheilungskräfte zu stärken und einen umfassenden Heilungspro-

23 Jochen Clemens, Die Fehldiagnose «ADHS» und ihre fatalen Folgen, in: «Die Welt» vom 14.01.2014

zess in Gang zu setzen. Auf ähnliche Weise wie bei Menschen lassen sich bei Tieren Energieblockaden lösen und Krankheitssymptome zum Verschwinden bringen.

In der Fachliteratur eindrucksvoll dokumentiert ist der Bericht über einen 13 Jahre alten Hund, bei dem zwei Tierärzte akutes Nierenversagen festgestellt hatten. Das Tier hatte sich bereits völlig apathisch zum Sterben zurückgezogen und sollte eingeschläfert werden. Nach drei einstündigen Behandlungen an aufeinander folgenden Tagen und einer eintägigen Heilkrise lief der Hund bald wieder putzmunter in den Wiesen umher und lebte noch Jahre danach. Behandelt wurde durch Halten der ganzen Pfoten des Tiers, und zwar jeweils einer Vorder- und einer Hinterpfote.[24]

Schluss

Am Ende dieses Buchs angekommen, ist es an der Zeit, sich einen Augenblick zu besinnen und darüber nachzudenken: Wie kann ich mein tägliches Heilströmen so im Alltag verankern, dass es seinen festen Platz in meinem üblichen Tagesablauf bekommt, damit es sich möglichst bald zu einer Art von festem Ritual entwickelt? Erfahrungsgemäß gelingt dies am besten, wenn wir beim Üben Freude empfinden. Ihr tägliches Heilströmen sollte auf keinen Fall zur lästigen Pflichtübung werden, durch die Sie sich womöglich gestresst fühlen. Heilströmen ist Lebenskunst. Zur Lebenskunst gehört: sich freuen können, auch ohne jeden besonderen Anlass, einfach so. Und wenn Sie sich nur darüber freuen, dass ein neuer Tag beginnt, für den Sie dankbar sind. Oder weil Sie unterwegs dem Lächeln eines freundlichen Menschen begegnen. Oder weil die Sonne scheint…

24 Weber, a. a. O., 40 f.

Dank

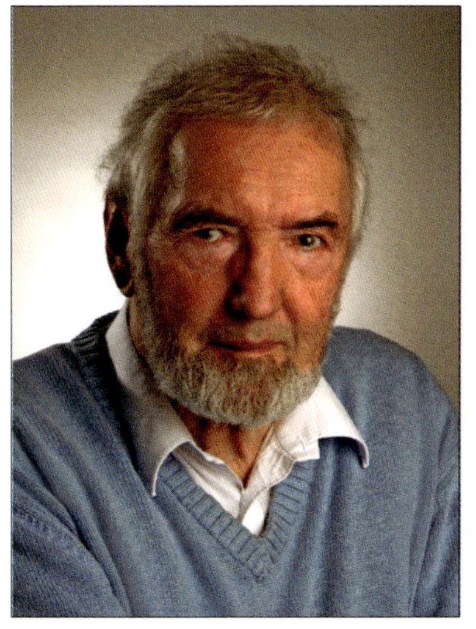

Mein besonderer Dank geht an den Verleger dieses Buchs, Magister Walter Fehlinger, der sich mit Mut und Erfolg dafür einsetzt, wertvolles überliefertes Heilwissen aus den östlichen Kulturen zu erhalten und damit uns Angehörigen der westlichen Kultur Zugang zu diesem oftmals Jahrtausende alten Volkswissen zu schaffen. Vieles davon wäre ohne seinen Einsatz bedroht, in Vergessenheit zu geraten und damit endgültig zu erlöschen. Danken möchte ich auch Johannes Zachhuber und Verena Schagerl für die ebenso kreative wie einfühlsame Zusammenarbeit bei der grafischen Gestaltung des Buches. Den Mitgliedern des von mir geleiteten «Arbeitskreis: Gesund leben» gilt ein herzliches Dankeschön für ihr ehrenamtliches Engagement beim Erproben der gesundheitlichen Wirkungen des Heilströmens, ebenso dafür, dass sie mir ihre Heilungsbeispiele zur Verfügung gestellt haben. Meiner Frau Katrin Harnisch danke ich für ihre kritische Durchsicht und vor allem für ihre Geduld in der Zeit, während das Buch entstand.

Register

R

S

T

U

Literaturtipps

- Burmeister, Alice/Monte, Tom: Heilende Berührung, Knaur MensSana Verlag, 2000
- Burmeister, Mary: Spaß mit glücklichen Händen, Raphael Verlag 1989
- Kessler, Nicola/Kührt, Christiane: Jin Shin Jyutsu. Schnelle Selbsthilfe durch Heilströmen, Gräfe und Unzer Verlag 2012
- Riegger-Krause, Waltraut: Jin Shin Jyutsu. Die Kunst der Selbstheilung durch Auflegen der Hände, Irisiana Verlag 2014
- Weber, Friedl: Jin Shin Jyutsu für Lebenskünstler und solche, die es werden wollen…, Fun Fun Fun Verlag 2010

Anschriften

Wenn Sie an näheren Informationen über Heilströmen interessiert sind, wenden Sie sich am besten an folgende Adressen:

- Klaus-Rainer Boesch
  Quirinstr. 30
  D-53129 Bonn
  www.jinshinjyutsu.de

- Dr. med. Christoph Roggendorf
  Burgunderstr. 5
  50677 Köln
  www.seminare-roggendorf.de

Dort erfahren Sie mehr über:
- Internationale Heilström-Aktivitäten
- Selbsthilfekurse
- Ausbildung und Weiterbildung für Therapeuten

Weitere Bücher des Autors über bewährte Volksheilmethoden:

- Dr. Günter Harnisch: Endlich gut drauf! Wie Sie Ihre Glückshormone natürlich anregen – für mehr Lebensfreude, Wohlbefinden und Energie, Mankau-Verlag 2014
- Dr. Günter Harnisch: Die Chinesische Heillampe. Ein Lebensenergie-Spender nach der Traditionellen Chinesischen Medizin, BACOPA Verlag 2013
- Dr. Günter Harnisch: Selbstheilung mit der Akupressurmatte. Geheimtipp für Rücken- und Stressgeplagte, BACOPA Verlag, 2. Auflage 2013
- Dr. Günter Harnisch: Griechisches Eisenkraut. Heilung fürs Gehirn: Hilft bei Angst, Alzheimer, ADHS, Depressionen und Schlafstörungen, VAK Verlag 2012
- Dr. Günter Harnisch: Cystus. Gesundheit und Schönheit aus der griechischen Wildpflanze, Turm Verlag, 4. Auflage 2011
- Dr. Günter Harnisch: Chinesische Heilmittel für ein langes Leben. Ling Zhi Pilz, Jiaogulan, Ginseng, BACOPA Verlag 2010
- Dr. Günter Harnisch: Alternative Heilmittel für die Seele. Selbsthilfe bei depressiven Verstimmungen, Schlafstörungen und nervöser Erschöpfung, Verlag Schlütersche 2009
- Dr. Günter Harnisch: Die Ölzieh-Therapie. Eine ungewöhnlich wirksame Naturheilmethode zur Selbstbehandlung, Turm Verlag 2000

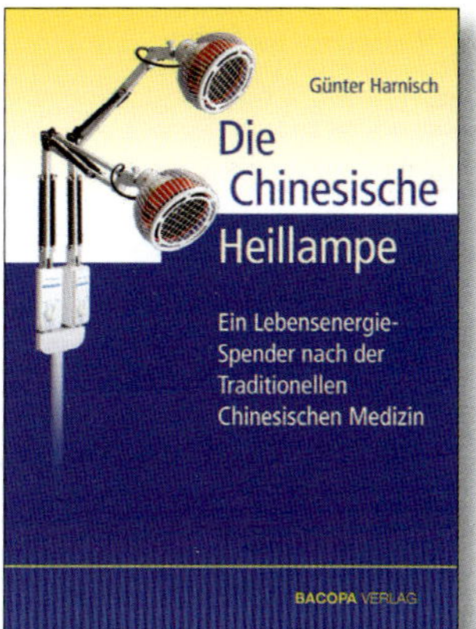

Harnisch Günter

Die Chinesische Heillampe. Ein Energiespender, entwickelt nach den Erkenntnissen der TCM.

Immer mehr Menschen in unserer Gesellschaft leiden unter Mangel an Lebensenergie. Die Zahl der chronisch Kranken steigt bei uns deutlich an, wie eine neuere Studie der Weltgesundheitsorganisation WHO zeigt. Typische Zivilisationserkrankungen breiten sich aus. Die Schulmedizin hat dem wenig entgegenzusetzen. Doch die Menschen suchen nach Alternativen. Bewährte Heilmethoden wie die Akupunktur erfreuen sich großer Beliebtheit.

4. Auflage, 156 Seiten, Abb., mit Lesebändchen, geb.

ISBN 9783902735263 € 19,80

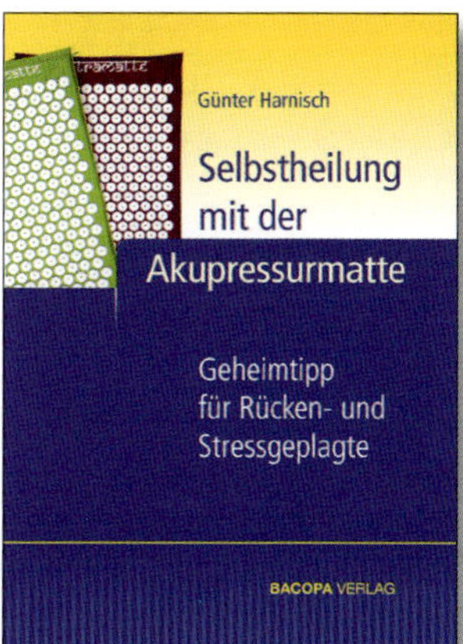

Harnisch Günter

Selbstheilung mit der Akupressurmatte. Geheimtipp für Rücken- und Stressgeplagte

Vor allem Menschen, die in Büros arbeiten oder täglich viele Stunden vor dem Computer sitzen, klagen immer häufiger über Rückenbeschwerden, Kopfschmerzen, Schlafstörungen und andere körperliche Beschwerden. Viele rücken diesen Problemen gleich mit der chemischen Keule auf den Hals. Doch neben verschiedenen Wellnessprodukten und Entspannungsübungen für zu Hause gibt es noch eine ganz andere Methode: Die Akupressurmatte. Sie kann wahre Wunder bewirken. Wissenschaftliche Studien aus aller Welt bestätigen ihre heilende Kraft.

4. Auflage, 94 Seiten, Abb., mit Lesebändchen, geb.

ISBN 9783902735386 € 14,80

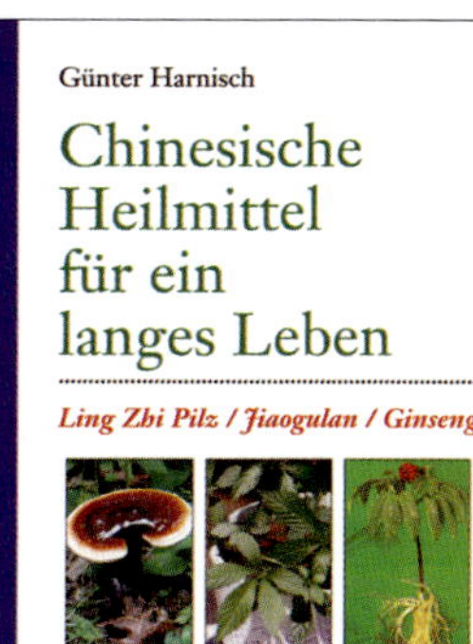

Harnisch Günter

Chinesische Heilmittel für ein langes Leben. Ling-Zhi, Jiaogulan, Ginseng

Dieses Buch stellt die drei wichtigsten Pflanzenmittel aus China vor, die sich inzwischen dank moderner Anbaumethoden für jeden Menschen problemlos nutzen lassen. Forschungsergebnisse aus zahlreichen Ländern bestätigen für alle drei hervorragende Schutzwirkung gegen typische altersbedingte Leiden wie Arteriosklerose, Diabetes, Herz-Kreislauferkrankungen, Krebs, nervöse Störungen und Leistungseinbrüche. Der Ling Zhi hat seit alter Zeit als Pilz der Unsterblichkeit seinen festen Platz im Heilwesen Chinas. Ginseng gilt als die Wunderwurzel des Ostens. Und Jiaogulan setzt sich wegen ihrer verjüngenden Wirkung zunehmend bei uns im Westen durch, zumal sich die Rankpflanze leicht selbst züchten lässt.

140 Seiten, farbige Abb., geb.

ISBN 9783901618666 € 25,00